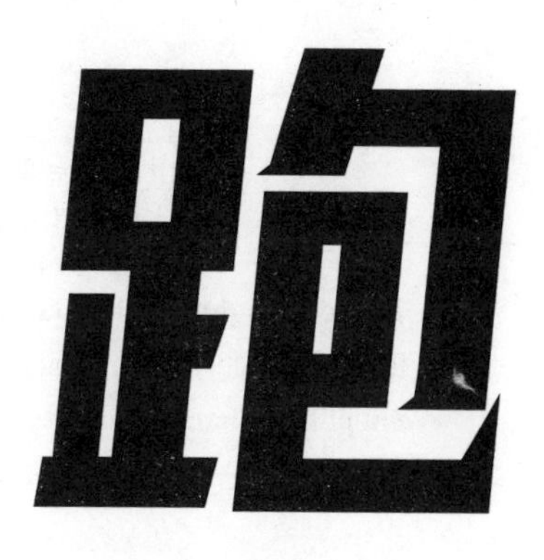

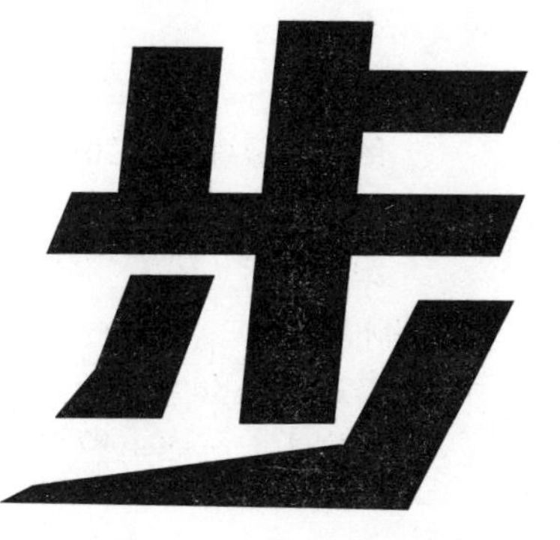

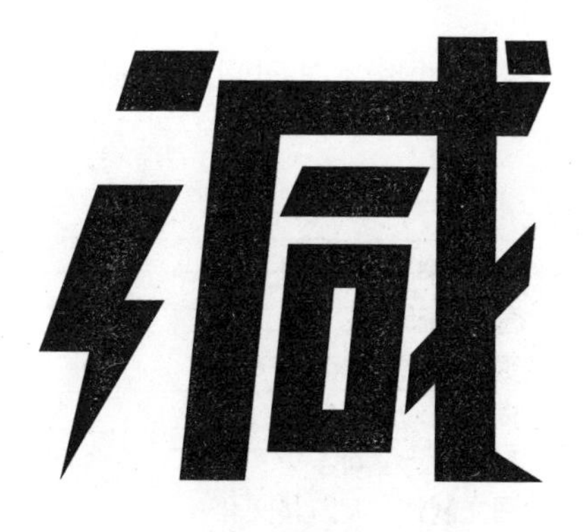

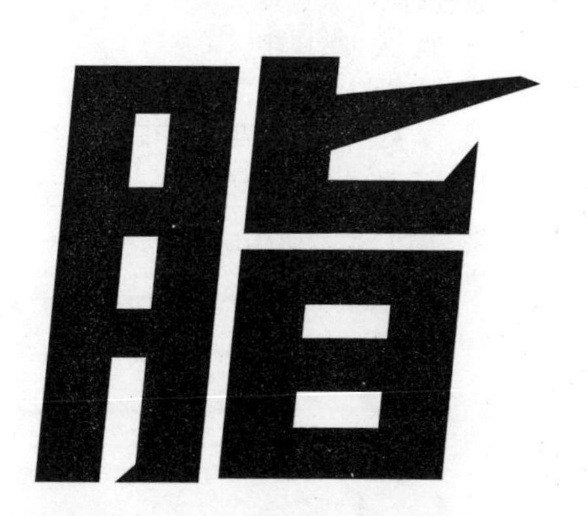

[美] 贾森·卡普 ◎ 著
王晓芸 ◎ 译

RUN
YOUR
FAT
OFF

北京科学技术出版社

声明：本书作者不是医生，书中提到的观点和建议不能代替医生的专业建议。采纳本书的建议前请先向医生咨询，作者和出版社不对使用本书产生的任何影响负责。

著作权合同登记号 图字：01-2017-6322

图书在版编目（CIP）数据

跑步减脂 /（美）贾森·卡普著；王晓芸译. —北京 ：北京科学技术出版社，2020.10

书名原文：Run Your Fat Off
ISBN 978-7-5304-9777-7

Ⅰ. ①跑… Ⅱ. ①贾… ②王… Ⅲ. ①跑—健身运动—基本知识 Ⅳ. ① R161.1

中国版本图书馆 CIP 数据核字（2018）第 167342 号

策划编辑：刘珊珊
营销编辑：蔡　瑞
责任编辑：付改兰
责任校对：贾　荣
封面设计：刘志华
图文制作：天露霖文化
责任印制：张　良
出 版 人：曾庆宇
出版发行：北京科学技术出版社
社　　址：北京市西直门南大街 16 号
邮政编码：100035
电　　话：0086-10-66135495（总编室）
　　　　　0086-10-66113227（发行部）
网　　址：www.bkydw.cn
印　　刷：三河市国新印装有限公司
开　　本：710mm×1000mm　1/16
字　　数：191 千字
印　　张：13.75
版　　次：2020 年 10 月第 1 版
印　　次：2020 年 10 月第 1 次印刷
ISBN 978-7-5304-9777-7

定　价：56.00 元

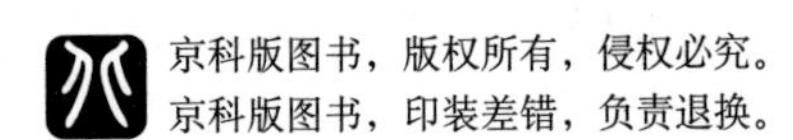

目　录

◆◆◆◆◆

致　谢

本书的完成得益于许多人的帮助，首先是我的代理人格雷斯·弗里德森。在将近 9 年的合作中，我的每一通电话和每一封邮件都得到了你的回应。非常感谢你对我的理解和信任。如果没有你，我可能还在写博客，读者寥寥。

我还要感谢我的双胞胎哥哥杰克·卡普——给我最大写作灵感的人。感谢你对本书第一稿极有见地的评论，感谢你并不取笑我写一本关于减肥的书。你是我认识的最有才华的作家。你每天都在激励我成为更好的作家，激励我孜孜不倦地写作直到满意为止。

安德烈娅·奥·莱维特,《读者文摘》(*Reader's Digest*) 的高级编辑，感谢你详尽的反馈意见，帮助我将本书打造成一本能使数百万人受益的书。

感谢《读者文摘》的其他成员，包括副总编辑吉姆·梅尼克、销售和市场营销总监金·格雷，尤其要感谢封面设计师马蒂·戈伦。

感谢乔纳森·利特尔，很久以前是你在我心中埋下了写一本减肥书的种子。你说："走出家门，去跑步吧！"——你总是能抓住重点，直截了当地表明自己的态度和人生观。

多米尼克·阿代尔，你是我认识的最聪明、最博学的营养学家之一，感谢你在营养学方面的贡献，尤其是对本书第六章"跑步减脂饮食计划"中的美食食谱的贡献。你这个自称"书呆子"的营养师，可能是唯一可以说服我停止吃果脆圈的人。

感谢那些分享自己的减肥励志故事的了不起的人们，这些故事使本书内容更加充实。这些人是：詹尼尔·埃文斯、马克·弗金汉姆、约书亚·斯诺·汉森、马克·豪布、罗杰·列什琴斯基、珍·赫德森·莫舍、萨拉·麦克道尔·舒普、杰西卡·斯卡尔津斯基。希望你们的故事能够激励他人离开沙发，通过跑步变得更瘦，遇见更好的自己。

还有许多科学家，我在你们的指导下学习并与你们共事。感谢你们教我像科学家一样思考，并教我用批判性的眼光解读研究成果。正是由于你们的影响，我才能够在混乱的减肥行业中辨明方向，避免夸大饮食效果，力求寻找事实真相，不被浮夸之词和潮流所左右。

我所有的朋友，无论是私人的朋友还是社交媒体的朋友，感谢你们理解我为了写作必须做出的牺牲。

序 言

几年前，我还是健身房的一名私人教练时，遇到一位会员和她的伙伴正在骑健身自行车。我上前告诉她如何锻炼才能更有效，却感觉她并没有在听。也许她只是专注于自己的训练，也许她根本不在意一个年轻、瘦弱、穿着棉质运动服的跑步者的建议。几天后，我正打算去跑步，又遇到了她。当时我穿着运动短裤，她热情地问道："我怎么才能拥有像你这样的双腿呢？"我微笑着和她开玩笑："原来你只是想要我这样的身材而不是我的建议！"

在我们这个"以坐为主"的社会中，人们不再跑步了。无论到什么地方，我们都开着带有全球定位系统（GPS）的汽车。我们整天坐在屏幕前伏案工作，工作之外的时间里，便盯着掌中更小的屏幕一动不动。大家觉得，跑步太简单太不起眼，无非就是两脚交替，从一个地方跑到另一个地方，或者再跑回来，跑到不想跑为止。跑步似乎根本没有必要，甚至是一件愚蠢的事情。但是，我们不能仅仅因为不需要跑步，就不去跑步。每一个跑步者都本能地知道：生活不能只有科技和网络，体育运动才是让你变得更苗条、更健康、更充实的必由之路。我始终相信，如果每个人每天能跑（或走）8 千米，这个社会的肥胖现象和心脏病发作概率将大大减少。如果每个人都能跑起来，人们就会拥有漂亮的双腿，世界也会变得更加美好。

跑步会让你身体的每一部分都参与运动，是增强你身体素质最直接的方式。我深信，跑步适合每个人。

跑步的意愿必须发自内心，不要让它成为你被迫要做的事情。不过，

“通过跑步，你可以使身体保持健康的状态，从而在此基础上打造更美好的生活。”

这不是问题，因为一旦开始跑步你就会上瘾。大多数跑步者都认为，没有任何运动可以代替跑步。即使是不跑步的人，也肯定听说过跑步者能通过跑步获得特有的愉悦感。如果这世上真的存在一种最理想的运动形式，那么跑步者已经知道那是什么并且乐在其中了。

你的努力程度和跑步收益有着直接关联。你可以选择在任何时候挑战自己；你可以在慢跑时更慢、快跑时更快、长跑时更远；跑步会带你超越自己曾经以为的极限。我想，也许正是因为简单和富有挑战性，跑步才如此魅力四射。给自己一个机会吧，不管你是运动新手还是奥运选手，跑步都值得你去尝试。

如果你觉得迈出第一步有些困难，没关系，因为作为人类，我们拥有独特的能力——想象。你可以想象自己成了一名跑步者；想象自己变得越来越瘦、越来越好；想象自己成为某个明星；想象一个美好未来……想象会助你成功地开启自己的跑步生涯，因为有了憧憬，一切都会变得更容易。

当你克服惰性，通过跑步减肥成功后，你会逐步了解自己，了解你所付出的每一分努力；你会理解究竟什么是一分耕耘一分收获。这一了解和理解的过程会让你停止抱怨，自觉地不再寻找任何借口放弃跑步。

跑步将教会你如何提升自我：当遇到困难时，你不会再受困于心；当相信自己能够完成任何事情时，你不会再害怕行动。跑步能让你变得更加勇敢，让你成为一个更强大、更自信、更有能力的人。

人类与跑步，特别是长跑的联系可谓历史悠久。早在现代文明开始之前，我们的祖先就开始奔跑着穿越丛林和草原，追捕各种野生动物来维持生存。尽管在全力冲刺时，人类与其他动物相比成绩并不理想（人类最快的冲刺速度是45千米/时，猎豹的速度是将近121千米/时），但我们却是最好的长跑选手。长跑能力使我们的祖先能够将耐力较差的动物追到力竭而亡，从而为家庭提供食物。没有这样的能力，人类很难生存下来，这是达尔文的“适者生存”理论最直接的体现。

数百万年后，跑步成了我们生活的一部分——小宝宝刚刚学会走路时，总是迫不及待地奔跑，脸上露出快乐的表情；中小学生在运动场上你追我赶，课间休息时向伙伴展示自己的运动速度，充分享受跑步带来的自由；数百万成年人为了健身而跑步，为了比赛而训练。

全世界有上千个与跑步相关的俱乐部、专业诊所和数不清的竞技赛事。仅在美国，每年就有2000万人参加各种跑步比赛。因为人类的忍耐能力深植于基因中，所以人们一旦开始跑步，就必然会越跑越长，越跑越远。事实上的确如此，各地的马拉松比赛拥趸众多，深受跑步者欢迎。

直立行走使人类与其他动物发生了本质区别，当我们用两条腿走路和跑步时，经常会有特别的事情发生。44年前，我开始用两条腿走路，不久之后就开始跑步，但直到小学五年级进行“总统体能测试”（Presidential Physical Fitness Test）时我才发现，原来自己在跑步方面如此有天赋。我记得其中有两个测试是50码（1码≈0.91米）跑和600码跑。50码跑我用时7.3秒，600码跑我用时2分零1秒。虽然我不是班里跑得最快的，但也差不多了。从那时起，我就注定要成为一名跑步者，没有回头路可走。有些事情，一旦开始就不可能停止。

不跑步的人往往认为跑步很难或者很无聊。刚开始跑步时确实会有如此感受。跑步初期，人们会感到膝盖酸胀、咽喉疼痛，呼吸急促得好像肺马上就要爆炸一样。这时人们会认为：“我不适合跑步，跑步是别人的事。”你知道他们口中的“别人”是谁吗？这个“别人”拥有仿生膝盖，似乎什么都可以吃，吃多少都行，但他们身体里没有脂肪，而是拥有雕塑般的双腿，脚步特别轻快；他们在赛前享用意大利面时会谈论艰深的话题，比如个人纪录、法特莱克训练法（Fartlek）等。但是，你真的不希望自己拥有“别人”那样的身材和活力吗？你难道不会和我在健身房里遇到的那位女士一样，羡慕我的双腿吗？

其实，“别人”的一切你都可以拥有。跑步不仅可以缩小腰围、塑造臀部，甚至还能降低胆固醇和血压。当然，跑步肯定不是实现这些目的的唯一方法，但一定是最有效的方法。据我所知，除了越野滑雪，跑步在任何时候都能比其他运动燃烧更多的热量。但是，越野滑雪是一项需要高水平技能的运动，且只能在雪地上完成；跑步则不同，它和步行一样，是人类与生俱来的技能，而且世界上的任何人在任何时间、任何地点都可以完成。跑步之所以能成为世界上最流行的运动之一，和它是最合理的减肥运动这一点密不可分。由于跑步带来的压力对超重的身体来说是危险的，因此，为了避免关节受损，身体会快速减轻体重以保护关节。要知道，即使只跑半个小时，燃烧的热量也比进行一小时其他类型的运动更多。游泳、骑自行车和举重，统统不能和跑步相提并论。

“如果你想减肥，并在未来的生活中保持身材，那么成为一名跑步者一定是最好的选择。”

谈到减肥，人们一直在寻找新的方法。而和人类历史一样古老的跑步正是这些新方法中的一种。在相当长的一段时间里，它被健身教练、减肥专家和出版商所忽视，很少有什么专门的资料或书籍关注跑步减肥。

我们的祖先为获取食物和生存而奔跑，我们为甩掉影响生活质量的脂肪而奔跑，为找寻自我而奔跑——一项如此古老的、在我们的进化史中意义重大并植根于我们文明之中的运动，却因为这样的目的才得以再次进入人们的视野，这多么具有讽刺意义啊！

跑步者喜欢在跑步中寻找生活的意义，他们因这种独特的锻炼和生活方式而有别于其他运动者。作为他们中的一员，我的生活也一直被跑步所引领。今天我之所以会来与大家分享如何通过跑步减肥、保持活力和保持健康，也是跑步的功劳。

跑步，无论快慢，都是改变人们生活的力量。当你奔跑时，你是自然的、脆弱的，只有意志和勇气可以保护你。你的努力将激发你内心深处的强大力量，当全身心投入时，你很容易沉迷于此。我希望跑步可以将你带到自己意想不到的境界，而这也正是本书想要达到的目的。

有个朋友曾经说，如果我要写一本减肥书的话，只写一页纸就够了，上面写上：减肥就是燃烧更多的热量。的确，这就是我想要告诉大家的——多跑步，少吃，体重就会减下来。但道理虽然简单，实际操作起来可没那么简单，否则就不会有人发胖了。

谈到吃，我对不同类型的减肥饮食计划感到十分不满。因为那些计划的创造者总是不遗余力地想让公众相信减肥是一件非常复杂的事，只有他们的计划才能奏效。

马尔科姆·格拉德韦尔（Malcolm Gladwell）在2004年的TED演讲（TED Talk）中讲述了霍华德·莫斯科维茨（Howard Moskowitz）博士的故事。从事市场研究的霍华德·莫斯科维茨博士改变了整个食品饮料行业，他认为百事公司不应该花时间研究和开发完美的百事可乐单品，而应该致力于丰富产品类型。

正如格拉德韦尔所讲的，莫斯科维茨果断地将这一理念推销给了其他食品公司，其中就包括普利哥餐厅——意大利面酱制造商。莫斯科维茨使普利哥餐厅的管理者相信，开发出多种口味和质感的意大利面酱比只追求生产一两种完美的意大利面酱对销售更有益处，因为人们喜欢多样化胜过完美。人们的不同口味、性格甚至情绪都会影响他们的选择。冷静、传统的人可能更喜欢口感顺滑的番茄意大利面酱，热情、开放的人可能更喜欢香辣意大利面酱。不同的顾客站在超市的意大利面酱货架前时，选择哪种意大利面酱并不重要，重要的是他们得有的选。

设计减肥饮食计划的人大多追求完美的普适性，他们试图用一套单一的规则来管理所有人的饮食行为。结果，大多数通过饮食计划实现了减肥目标的人，不久就基本恢复到原来的体重。这时，设计者便会推出新的减肥饮食方案，将其包装得更加时尚并推销出去，让之前发生过的事情再重演一遍。

其实，减肥饮食计划之所以无法让人们有效地减肥，是因为没有一种神奇的减肥食谱适用于所有人，就像没有适合所有人口味的意大利面酱一样。减肥必须考虑个体差异，不可能所有人都靠同一份食谱成功瘦身。另外，导致减肥饮食计划失败还有一个很重要的原因，就是它的不可持续性，谁能永远和诱人的甜食保持距离呢？那些宣传其饮食计划具有“革命性”“10 天能减掉 10 磅（1 磅≈ 0.45 千克）”的书一般都只提供了短期解决超重问题的办法，如果你相信了它，决定限制自己的饮食，认为只需受一时之苦就能一劳永逸，那么你注定会失败。实际上，基本所有减肥饮食计划的设计初衷都是为了赢利，而不是为了彻底解决问题。

我和那些减肥饮食计划的设计者不同，我首先会承认《跑步减脂》一书不具有革命性。因为跑步不是我发明的（尽管我希望它是我发明的），《跑步减脂》中的计划也不是短期的减肥策略，并不具有神奇的力量。我想说的是，跑步是一种可持续的生活方式。无论你是初级、中级还是高级跑步者，只要坚持，都会获得减脂的效果。

跑步能持续减肥的原因有很多，其中一个就是你的每次行动都会有一个明确的目标——跑到终点。很多通过跑步减肥的人都会参加比赛，而其他减肥方法一般不可能提供减肥之外的任何激励。你什么时候见过“禁食联赛”或“健身 DVD 摄制大赛”？而跑步则不然，在美国，几乎每周都会举办 5 千米、10 千米、半程马拉松、全程马拉松或其他跑步比赛。当你选择其中一场报名并为之训练时，减肥就会成为训练的副产品，而不再是你关注的重点。

跑步因其独特的运动方式和普适性，成了减肥问题的长效解决方案。人们不会只跑 6 周或 12 周。因为跑步者一旦开始奔跑，便会被跑步独特的魅力所吸引，终生不辍。也许刚开始时，跑步是为了减肥，但没人会仅仅因为减肥而继续跑下去。跑步时，你会融入比自身力量更为强大的团队中。你会成为某个跑步团体的一员。运动会成为你生活的一部分。你会发现，跑步者和跑步无处不在。

“人们不会只跑 6 周或 12 周。因为跑步者一旦开始奔跑，便会被跑步独特的魅力所吸引，终生不辍。”

正是因为上面这些原因，我才写了一本关于跑步与减肥的书，并且没有像朋友建议的那样只写一页纸。我承认，写这本书让我感到有些焦虑，因为我从来没有减过肥，更没有写过关于减肥的书。我是一名竞赛型跑步者，从未超重，我不清楚自己的经历是否有足够的说服力，让读者相信我的建议。

另外，我还可以坦诚地告诉大家：我从不节食，我认为跑步会帮我保持身材，并且也确实如此。我从没有特定的饮食计划，总是吃甜食，特别喜欢吃含有巧克力的甜食，可我的身材一直很好。需要注意的是，从六年级开始，我每周跑步 6 天。

我花了数年时间研究跑步对碳水化合物和脂肪代谢的影响、跑步者心血管系统的生理变化、保证最佳跑步成绩的营养策略以及创造最佳跑步生理条件的方法等。我已经在训练实践和学术研究相结合的基础上，开发出了针对减肥最有效的跑步计划。

这些年来，我指导了很多跑步者，从初学者到奥运会预选赛选手。在那些初级跑步者中，有的曾认为自己根本不能跑步，有的曾对跑步心怀恐惧，有的则严重超重，根本跑不动。但是，他们在遵循了我的跑步计划后，都得到了自己想要的结果。所以说，从未跑过步的严重肥胖症患者、喜欢去健身房却厌恶跑步机的人、偶尔跑步所以只能减掉很少体重的人、经常跑步想通过跑步来减肥从而跑得更快的人，都非常适合阅读本书。

如果你还没开始跑，你要相信自己可以跑；如果你已经在跑了，你要相信自己不仅可以跑得更快、更远，还可以跑得更聪明、更高效。会很难吗？也许会。值得吗？当然值得！为了实现目标，你必须做出很大的改变，并且要发自内心地自觉地去做。不可否认，跑步难，减肥也不易，但生活也不是一帆风顺的，难道我们就不活下去了吗？遇到困难，逃避不是办法，而是应该学习如何面对它、解决它，并在这一过程中享受其中的乐趣，继而得到你想要的结果。正因为经历了困难，你才能获得最大的收获。

当你抛弃媒体关于减肥饮食计划的一切谬论，接受减肥过程必定艰苦这一现实并开始行动时，你会立马感觉良好。你会喜欢去照镜子，因为你可以从镜子里看到一个全新的自己。全身心投入到跑步之中，不仅能帮你培养良好的跑步习惯，还能让你拥有在生活中取得成功所需的重要品质——自制力、自信心、毅力和正确的态度——因为出门去跑步需要暂时忘记天气、心情、孩子或繁忙的日程，而且还要周而复始地坚持。这些品质会帮助你减肥并保持身材，帮助你开启一个崭新的世界。尽管我们身处一个喜欢即时满足的社会，但人们仍然崇尚毅力，否则马拉松就不会在全世界广受欢迎。人们还是乐于见到坚持不懈的结果的。因此，不要因为这周没有减掉 5 磅就放弃，耐心一点儿。耐心不仅适用于减肥，也是你取得成功的必备品质。

本书中给出的计划使你有机会为了更好的生活而做出改变。这个计划不是为了让你赶时髦，而是教给你一种生活方式，让你科学地减肥并保持身材。书中没有粉饰过的故事，没有拥有 6 块腹肌的俊男美女做腹肌练习的照片，更没有许多健身和减肥行业的人给出的无法兑现的承诺

（如“两周内减掉10磅”等），但只要你遵循书中的计划，你就会看到结果，也将为实现一个目标而感到自豪，并且不再甘于平庸。是否做出改变，完全取决于你！

本书的页数超出了我的计划，但是言之有物。顺便说一句，你知道如果我听从朋友的建议，只写一页的话，它会是哪一页吗？翻到第32页去看看吧。

第一章
跑步与减肥

“我知道，如果我的问题不解决，我对未来就不会有憧憬，我的礼服就仍然会绷开。”

疏散跑（Bugout Run）网站上引用了莱拉·吉夫提·秋田（Lailah Gifty Akita）的一句话：“我们现在做的每件事都在为将来做准备。”这是该网站的核心理念。该网站致力于宣传跑步、野外生存和应急准备等耐力挑战项目。

34岁的约书亚·斯诺·汉森（Joshua Snow Hensen）是该网站的创始人之一，同时也是各项活动的参与者。他希望通过网站向公众展示跑步作为一种自由运动，在培养自立能力和发掘自身生存本能方面的效用。

约书亚创建疏散跑网站是一件相当令人吃惊的事，参与之后的活动就更不用说了。要知道，他的体重曾经高达402磅。可以肯定地说，这样的体重除了会把他送入急诊室外，不能让他应对任何紧急情况。他从小在犹他州的邦蒂富尔长大，从来没有想过离开熟悉的、舒适的家，甚至上学对他来说都是一个挑战。

约书亚说："我不明白妈妈为什么要把我和家还有她分开。她为什么要把我从一个令我感到安全、被爱、能够展示自我的地方，带到一个令我感到脆弱、不自信和孤独的地方呢？"不过，妈妈将他送到学校时，也经常会流泪。这让约书亚感到他们两个过得都不容易。

约书亚对家有很强的依恋感。然而有趣的是，他其实是在一个非常重视自立的大家庭中长大的。这样的矛盾还存在于其他方面，比如对于危险的防范。他从小就被灌输危险防范意识，这让他对自然灾害十分着迷。他最早的记忆之一就是收看美国有线电视新闻网关于飓风和龙卷风后果的报道。他的头脑中总是萦绕着救生问题。"在那种情况下我该怎么办？""我该躲在哪里？""我该往哪里跑？"他问自己。

但是，危险防范意识没能让他更勇敢，却让他屈服于危险：他觉得待在家里是最安全的。而且，他还习惯通过食物寻找安慰。"食物是我成长中最好的朋友。"他说，"它们与我一起共度放学后的时光，周六早上它们陪我一起看动画片，当生活艰难时它们能够给我安慰。食物从不跟我拌嘴，从不说伤害我的话，从不让我失望。最重要的是，我可以根据自己的喜好选择它们，冰激凌、玉米片、汽水、剩菜剩饭。总之，食物是我一辈子的朋友。"在这样的生活方式下，他的体重开始快速增长。

高中毕业后，约书亚离开了犹他州，成为芝加哥圣徒教会的传教士。他说："我离开了我所熟悉的所有舒适区，无法回家寻找安全感。"于是，他学会了面对离开舒适区后随之而来的焦虑、怀疑和无所适从，也开始重视自己的健康。短短一年时间内，他的体重就减轻了近 60 磅。看起来一切都在朝着好的方向发展。

两年后，在芝加哥的传教生活结束了，约书亚返回了犹他州，就读于当地的社区学院。但他时常感到沮丧，而且减掉的体重又回来了。之后他从社区学院转入了当地的一所大学。在接下来 6 年的大学生活中，他选择把看电视和吃零食作为自己的消遣方式，有时他甚至能吃下一整袋汉堡包。

27 岁时，约书亚被诊断为甲状腺功能减退。甲状腺位于颈部喉结下方，负责合成甲状腺激素。甲状腺激素的作用很多，其中就包括提高新陈代谢率。约书亚的甲状腺功能减退，因而无法合成足够的甲状腺激素，从而导致新陈代谢缓慢，体重增加，精神抑郁。他不得不靠服用甲状腺激素来对抗病痛。但他并没有将疾病作为借口，他说："也许我的体重增加在很大程度上归咎于甲状腺功能减退，但不可否认，也有我自身的原因。我一直在眼睁睁地看着生命流逝。"

决定体重的根本因素是热量摄入与消耗的差额——通过饮食摄入的热量减去通过体育运动、消化食物和其他日常活动消耗的热量。你始终在消耗热量。每次肌肉收缩，无论是主动还是被动，都在消耗热量。其他器官——心脏、肾脏、肝脏、胰脏、大脑等也通过消耗热量来完成各自的工作。

古希腊医学家希波克拉底曾说："单纯靠饮食无法保持健康，你还必须去运动。"我无法确定希波克拉底是否跑步，如果他跑步，他就会发现：这种运动方式是使人保持健康的最有效的方式，特别是对减肥和保持身材而言。主要原因有以下 3 点。

1 跑步会产生巨大的能量需求。

跑步时，碳水化合物的储备会减少，强烈的肌肉收缩会导致肌纤维极轻微的撕裂，体温也会随之升高。一旦停止跑步，身体本能地会恢复到运动前的状态。因此，运动后，身体急于补充糖原、修复极轻微的肌

“研究表明，跑程与减重多少密切相关——跑程越长，体重减得越多。”

肉撕裂、降低体温，并合成适应身体的新的结构蛋白和功能蛋白。要完成这些任务，没有能量（热量）怎么可以？需求正是这样产生的。

如果不跑步也不做其他运动，就不会消耗肌糖原，没有任何肌肉组织需要修复或构建，也没有理由产生新的蛋白质，所以你摄入的所有多于新陈代谢所需的热量都会以脂肪的形式储存起来。如果你不希望将热量储存为脂肪，就需要运动。研究表明，跑程与减重多少密切相关——跑程越长，体重减得越多。

其中一项研究出自美国国家跑步者与步行者健康研究项目（National Runners' and Walkers' Health Studies），它是世界上规模最大、持续时间最长的关于跑步和步行对健康的益处的研究项目。在这项研究中，科学家们根据年龄和周跑程将 41582 名女性跑步者分成若干小组，并将她们与那些周跑程不足 16 千米的人进行了对比。结果显示：平均周跑程超过 64 千米的人，其体质指数（即 BMI，指体重除以身高的平方，是衡量人体肥胖程度最常用的指标）比平均值低 10%，腰围小 8%，臀围小 7%，胸围小 4%。无论哪个年龄组，都是周跑程越长，体质指数和三围数值就越小。

在该项目的另一项研究中，研究人员针对开始跑步的 270 名男性和 146 名女性、逐步减少跑程的 3973 名男性和 1444 名女性、在 7 年半中经常久坐不动的 420 名男性和 153 名女性进行了分析，并为他们绘制了跑步习惯和体重图表。结果发现，开始跑步的人体重会减轻，腹部脂肪会减少；逐步减少跑程的人，其体重和腹部脂肪都会增加，且二者的变化成正比；久坐不动的人体重和腹部脂肪也都会增加。换句话说，之前不跑步的人如果开始跑步，跑得越多，其体重和腹部脂肪减得越多；之前一直跑步的人，跑程减少得越多，其体重和腹部脂肪增加得越多。由于受伤等原因无法继续跑步的人都知道，一旦停止跑步，体重很容易快速反弹。由此可见，跑步是让你保持体重、变得更瘦和更健康的最好方式之一。

2 跑步会调动很多肌肉。

在奔跑时，腿部所有的肌肉（股四头肌、腘绳肌、髋屈肌、外展肌群、内收肌群、臀肌、小腿肌群及胫骨前肌等）都会被一一调动起来。跑步时双臂前后摆动，还会调动肩部和腹部的肌肉。调动的肌肉越多，消耗的氧气越多；消耗的氧气越多，燃烧的热量就越多。

3 跑步是一种负重运动，跑步时身体需要承受一定的压力。

跑步时，每迈出一步，腿部要承受的压力是自身体重的 2~3 倍。如果用每次跑步的平均步数乘以体重，再乘以 2 或 3，最后乘以你每周跑步的次数，你就可以知道腿部承受多大的压力了。如果你超重，施加给腿部的压力就更大。如此大的压力会威胁到身体的健康，因此身体会本能地做出反应——减轻体重——来减轻压力，从而减少威胁以保护自己。

难道除了跑步，就没有其他方式能燃烧热量、实现臀部和腿部塑形及减轻体重了吗？当然不是。但是，跑步燃烧的热量更多，塑形能力更强。这很重要。其他形式的运动燃烧的热量较少，因此在锻炼后失去的热量很容易会补回来——一杯佳得乐和一些椒盐饼干就能在几秒钟内将步行或骑车燃烧的 200 千卡（1 千卡≈4.19 千焦）热量补充回来。

跑步会产生巨大的能量需求，能帮助你更高效地减轻体重和塑造下半身的曲线；跑步会调动很多肌肉，燃烧的热量较多；跑步作为一种负重运动，会让身体本能地做出反应，通过减轻体重来保护自己。综合以上 3 点来看，与其他运动相比，跑步能使你更快地减轻体重。

本书就是以跑步的这 3 个特点为主旨，来指导你跑步和减脂的。

跑步时如何燃烧更多的热量？

你可以估算一下自己跑步时消耗的热量，从而更明智地减肥。

你当前的体重和跑步时间是已知的，接下来要考虑的是你的体能状况（以最大摄氧量即 VO_2max 表示）和运动强度（以跑步过程中最大摄氧量的平均百分比表示）。

以下是你需要的公式。

最大摄氧量的平均百分比（%）× 最大摄氧量（升）× 跑步时间（分钟）× 体重（千克）× 每消耗 1 升氧气燃烧的热量（5 千卡）= 燃烧的总热量

现在，我们以一位 180 磅（约 82 千克）重的女士为例进行说明（最大摄氧量取其年龄段的平均值），以下是她的相关数据。

1. 跑步过程中最大摄氧量的平均百分比：70%（你可以按照自己最大心率的 70% 来算）。

2. 最大摄氧量：每千克体重每分钟消耗 35 毫升（0.035 升）氧气。

3. 跑步时间：30 分钟。

4. 体重：82 千克。

5. 每消耗 1 升氧气燃烧的热量：5 千卡（这是一个固定数值）。

现在将以上数据代入公式进行计算。

70%×0.035 升 / 千克・分 ×30 分钟 ×82 千克 ×5 千卡 / 升≈ 301 千卡

这个公式和计算结果告诉我们什么呢？它们说明：30 分钟里，这位体重 82 千克的女士以最大摄氧量 70% 的强度奔跑（这是一个相对舒服的配速，心率约达到最大心率的 70%），大约燃烧了 300 千卡热量。

如果她每周这样跑 3 次，那么一共会消耗约 900 千卡热量；如果她每天再少摄入 300 千卡热量，就相当于每周消耗 3000 千卡的热量。按照这个速度，她每周会减重约 0.86 磅（每减掉 1 磅体重约需消耗 3500 千卡的热量，3000 千卡 ÷3500 千卡 / 磅≈ 0.86 磅）。

通过这个公式，我们还可以知道跑步时如何才能燃烧更多的热量：

1. 提高最大摄氧量的平均百分比；

2. 提高最大摄氧量；

3. 增加跑步时间；

4. 增加体重。

确实，体重更重的人跑步时会燃烧更多的热量，但你的目标是减轻体重而不是增加体重，所以你可以忽略第 4 条。第 1 条——提高最大摄氧量的平均百分比——虽然有效，但也不是很实际。因为跑步的强度增加了，跑步的时间必定会减少；跑得越快，能够以较快的配速跑步的时间就越短。（增加跑步强度最简单的方法是跑得更快，不过上坡跑也可以增加强度。）

这样就只剩下第 2 条和第 3 条了——提高最大摄氧量和（或）增加跑步时间。而提高最大摄氧量在增加热量燃烧方面最为高效，它能使你在相同的时间内燃烧更多的热量，还能使你的状态更加活跃，因为你进行了更多有氧运动。如果上述例子中那位 180 磅重的女士将最大摄氧量从 35 毫升提高到 45 毫升，并且以相同的强度跑 30 分钟的话，她将燃烧 387 千卡热量。如果你将这两条结合起来，你甚至会燃烧更多的热量。

一旦了解了自己跑步时会燃烧多少热量，你就知道自己应当摄入多少热量以实现减肥目标了。反过来，你也可以利用上述公式来推算燃烧掉所摄入热量需要的跑程和强度。

那么，你怎样才能知道自己的最大摄氧量呢？你可以到医院、相关机构进行测试。以上渠道行不通的话，你也可以用最大心率作为你的最大摄氧量替代值（确定最大心率的方法见下文）。

此外，虽然你跑步时燃烧热量的确切数值取决于你的体重和以一定的配速跑步所消耗的氧气量，但一些研究表明，人们每跑 1.6 千米大约会燃烧 110 千卡热量，这是一个平均值。

也许你觉得只要按本书第四章的跑步训练计划进行训练，并且每天少吃一点儿，体重就会减轻。是的，那样的话你的体重的确会减轻，但如果你想减得更多，仅靠控制饮食就不够了。

如何确定你的最大心率?

要确定最大心率，你需要佩戴好心率监测器，在跑道上、跑步机上或其他可控的环境中跑 1.6 千米。以舒适的配速开始，每隔几分钟就加快一点儿速度，在最后几分钟里能跑多快就跑多快。在最后一分钟，查看几次心率监测器，其中最大的数字就是你的最大心率。

人们在最大心率的状态下可以达到最强有氧活动能力（或者最大摄氧量），所以最大心率可作为最大摄氧量的替代值。

你必须通过计算来确定自己应该摄入多少热量以及应该燃烧多少热量，还要对自己摄入和消耗的热量进行监测，否则你很可能吃得更多，而燃烧的热量比你想象的要少。这样下去，你怎么可能越来越苗条呢?

让我们快点儿开始吧。现在就放下手中的书，去跑上 10 分钟（可以的话多跑一会儿）。如果你暂时需要走跑结合，也没问题。因为现在如何跑、跑多快和跑多远都不重要，重要的是你要开始。就从现在开始，去跑步吧，马上！我不是开玩笑，快去吧，我在这里等你回来！

中低强度跑步和高强度跑步，哪个更利于减肥？

高强度跑步的支持者大多具有个人训练或团体健身背景。他们喜欢宣传采用快速、高强度运动来健身和减肥的好处。但是，从事健身和减肥行业的人往往习惯夸大其词，包括夸大运动后代谢的增长率。进行高强度运动后，新陈代谢率确实会提高，因此运动结束后仍会燃烧一些热量。但是，运动过程中燃烧的热量远比运动结束后燃烧的热量更重要。

中低强度跑步的支持者一般具有耐力训练背景。他们认为，要成为一名更好的跑步者需要进行大量有氧跑训练，周跑程对跑步者的成绩影响最大。当跑程达到一定数值，体重自然会发生变化。

曾经的个人训练、耐力训练和科学研究方面的经验让我对这一问题有不同的见解。我认为，无论是中低强度跑步还是高强度跑步，都能够燃烧大量热量。跑步与其他形式的运动相比，强度相对较高。换句话说，即使跑得很慢，你的心率和摄氧量也能达到最大心率和最大摄氧量的 70%~75%。相比之下，如果在健身房里骑健身自行车或在家里跟着健身教学视频锻炼，你就必须非常卖力才能使心率和摄氧量达到这一水平。如果跑步时想达到最大心率和最大摄氧量的 85%~90%，略微提高一点儿配速就可以了，但我至今还没发现谁能通过在客厅里跟着健身教学视频锻炼达到最大心率和最大摄氧量的 90%。

高强度间歇跑是燃烧热量、增强体能的最有效的方法。增强体能非常重要，因为你的体能越好，你就能跑得越快；跑得越快，在一定时间内跑的距离就越长；在一定时间内跑的距离越长，燃烧的热量就越多。好的

“高强度间歇跑是燃烧热量、增强体能的最有效的方法。”

体能还能让你完成更多的训练内容。除此之外，高强度间歇跑还能增强心血管系统的功能。

虽然高强度运动在相同时间内燃烧的热量更多，但因为强度高，训练持续时间比较短，能完成的内容较少；而中低强度的运动虽然燃烧的热量少，但因为强度小，持续时间长，所以燃烧热量的总量较高。

我们仍以本章前述的样本人员为例，来比较一下不同强度的跑步所燃烧的热量。

中等强度跑步：跑步时间 40 分钟，摄氧量为最大摄氧量的 70%。

70%×0.035 升 / 千克・分 ×40 分钟 ×82 千克 ×5 千卡 / 升≈ 402 千卡

高强度的间歇跑：高强度快跑 1 分钟，跑 5 次，摄氧量为最大摄氧量的 90%；每次快跑之间低强度慢跑 2 分钟，摄氧量为最大摄氧量的 50%；跑前热身和跑后放松共 15 分钟，摄氧量为最大摄氧量的 60%。

90%×0.035 升 / 千克・分 ×5 分钟 ×82 千克 ×5 千卡 / 升≈ 65 千卡

50%×0.035 升 / 千克・分 ×8 分钟 ×82 千克 ×5 千卡 / 升≈ 57 千卡

60%×0.035 升 / 千克・分 ×15 分钟 ×82 千克 ×5 千卡 / 升≈ 129 千卡

总计：251 千卡

通过计算可以看出，中等强度跑步比高强度的间歇跑多消耗 151 千卡热量。即使把中等强度跑步的时间改为 28 分钟（这样两种跑步的时间是相等的），中等强度跑步消耗的热量（281 千卡）仍多于高强度的间歇跑。而如果你想通过高强度间歇跑来消耗更多的热量，那你就得增加训练时间。但事实是，除非你特别强壮，否则你进行高强度间歇跑的时间不可能超过 15 分钟，而且每周这样跑步的次数也无法超过 2 次，特别是对初跑者而言。但是，只要你愿意，你就可以进行中等强度跑步，随时都可以，只要有时间，每天都可以。这样算下来，在一周内，哪种跑步方式燃烧的热量更多，就不言而喻了。

那么，如果在一周内有能力足量完成高强度跑步，使燃烧的热量与中低强度跑步燃烧的热量相等，能够减掉更多的体重和脂肪吗？关于这方面的研究五花八门。一些研究表明，高强度运动能够更有效地减轻体重和减少脂肪。而更多的研究表明，不同的运动强度对减重和减脂的影响没有明显差别。将所有研究结果综合起来考虑，对于减肥，最重要的是燃烧更多的热量，而不是增加单位时间内的运动强度。

中低强度的慢跑比高强度快跑训练更容易完成，因为高强度跑步会引起身体不适，虽然这可能是件好事，但人们往往会选择回避。每次我去田径场进行高强度训练时，一般都只有我一个人；但是，当我在家附近随意慢跑时，可以看到许多人在做同样的事情。如果你走进健身房，总是看到很多人在跑步机上一边慢跑，一边听着音乐或看着电视，几乎没人会选择艰苦的高强度训练。美国和世界各地的马拉松比赛人气渐旺也证明了同样的事：人们喜欢长跑，也许是因为人类对耐力有着天生的兴趣。人们喜欢挑战极限，也许是因为只有在挑战极限的时候，才会发现自己的承受力有多强。在参赛者眼中，马拉松比赛仿佛正是生活的缩影，通过参加比赛，人们可以锻炼面对艰难处境和巨大压力的能力，从而激发出自己的潜能。

因此，“中低强度跑步和高强度跑步哪个更好”这个问题的答案肯定会有点儿复杂，它取决于很多因素，最重要的因素在于你愿意为之付出多少努力以及哪种方式能令你感觉更愉悦。实在难以选择的话，可以二者兼顾——不时地改变你的跑步训练计划，从非常慢到非常快，再从非常快到非常慢。

“变化性”是运动和健身中的重要概念，大量研究表明，富有变化的运动计划比一成不变的运动计划效果更好。经常改变跑步持续的时间和强度，身体就会永远处于应激的状态，需要不停适应，也就不会进入让人退步的舒适区。当然，变化的重点是何时变化和如何变化，它与掌握技能同等重要。一方面，锻炼次数和强度必须经过一定数量的周期性重复，才能开始改变跑步计划；另一方面，跑步计划的改变要及时，以防身体进入舒适区，从而难以达到改善体能和减重的目的。

令初跑者踌躇不前的往往是快跑带来的令人恐惧的不适，这时你不妨采用法特莱克训练法，以一种轻松的、不令人心生恐惧的方式将自己快速引入跑步的殿堂。

“Fartlek”（法特莱克）是瑞典语，意思是“速度游戏”，它可以让我们像孩子玩耍那样完成跑步训练。法特莱克训练法的诞生可以追溯到1937年，瑞典教练古斯塔·霍迈尔（Gösta Holmér）创立了这种方法。在进行法特莱克训练的过程中，可以随意调节速度，可以根据自己定的目标甚至是自己的感觉来决定加速、减速的时间。这种训练方法的路线、时间、速度等元素都是可变的。

与他人一起跑步

虽然独自跑步可以为你提供独处的机会——或许这是你一天中唯一的独处机会——但是当你尝试减肥时，与他人一起跑步显然是更好的选择。尽管我性格内向，但是每次和其他人一起跑步我都很高兴。人类从本质上来说是群居动物，鼓励、灵感、动力、情感支持、欢笑和故事都源自群体。当你尝试减肥时，这些都是你需要的。

而且，与他人一起跑步会使你更有责任感，有助于你养成坚持跑步的习惯。当有人在你身边跑步时，即使他一句话都不说，你也更容易自我督促。如果跑步时陪伴你的是私人教练，那就更好了。因为他不仅可以监督你，还可以根据实际情况帮助你修改跑步计划，使其对你更加有效。不过，没有私人教练也没关系，找一两个想减肥的朋友一起，一样可以享受跑步的乐趣。

与他人一起跑步，还可以给你分享的机会。你的快乐、失落、激情、趣事、跑步经历、减肥心路等，都可以成为你和别人沟通的内容。同样，你也可以见证他们的激情，了解他们如何克服生活中的困难，从而从他们那里汲取力量，激发自己的潜能。

世界各地都有很多包括不同级别跑步者的跑步团体，你可以有选择地加入。这些团体有免费的小型非正式团体，也有收费的大型竞技型俱乐部，但不管是什么样的团体，都会有教练进行指导，这对你完成跑步计划是非常有帮助的。当然，也有些独特的捷兔俱乐部（Hash House Harriers）自称是“有着跑步情怀的饮酒俱乐部”，他们在跑步时会喝酒。如果你想减肥的话，还是远离这种俱乐部吧。

要找到你所在城市的跑步团体，最简单的办法就是到网上搜索“跑步俱乐部”，增加“消遣”或“减肥”等关键词应该会得到更具体的搜索结果。如果你对非正式团体感兴趣，可以选择参加社区级别的跑步团体，这样的团体通常会根据人们的能力定期组织不同距离的跑步活动。还有一些运动品商店也会和非正式团体联手组织活动，比如组织人们在其店前夜跑。

◆◆◆◆◆

“我很庆幸当初自己迈出了第一步。”约书亚·斯诺·汉森说。他现在的体重是 218 磅，几乎减掉了以前体重的一半。

“在刚开始的一个月里，我没有马上投入到严格的减肥计划中，只是改变了习惯——少吃、多走；多喝水、少喝汽水。一个月结束后，我减掉了大约 30 磅。这一成绩激励了我，让我在接下来的日子里更加努力。”

约书亚的跑步计划是从 5 千米开始的。他说：“我的朋友凯文是私人教练，他帮助我克服了对健身房的恐惧，并教我如何充分利用健身房。我开始看到自己身上比较大的变化：50 磅、75 磅、90 磅，体重不断减轻。当我减掉近 100 磅后，凯文让我开始挑战 5 千米跑步计划。参加第一个 5 千米跑比赛的那天早上我很紧张。老实说，我没有合适的装备，我的鞋子穿了好几年了，我的运动短裤是在体重最重时买的。如果不是有个好的松紧带，短裤可能都会中途掉下来。即便如此，我也要试一试，因为我信任我的训练计划和凯文的指导。”

“我不能说自己一开始跑步就爱上了它，”约书亚说，“因为刚开始我感觉自己一直在上坡，腿疼，肺活量也跟不上。但是凯文一直陪着我，鼓励我坚持下去。到达终点时，我筋疲力尽，但一种奇怪的感觉在那时席卷了我的全身——我想要跑得更多。”

一个月后，约书亚报名参加了第二个 5 千米跑比赛，接下来又是一个 5 千米，然后再一个……他说：“我喜欢上跑步是因为它可以让我直观地看到成功是建立在努力的基础之上的，最好的自己总是在前方等待着我。”之后，他鼓起勇气，开始进行 10 千米跑的训练。

随着训练的不断深入，约书亚的耐力和力量都得到了增强，减肥效果越来越明显。

“很快，我发现自己减掉了 125 磅、150 磅……在 3 年半的时间里，我减掉了 180 磅。跑步正在不断地改变我的生活。”约书亚兴奋地说。

此后，约书亚参加的跑步比赛距离越来越长。就在我们采访前不久，他刚刚跑完了自己的第一场超级马拉松（比标准的 42.195 千米更长的马拉松比赛）。他说：“我从没有挑战半程、全程或超级马拉松的野心，我只是渴望在跑完一个 5 千米后在另一个 5 千米中表现得更好。但是，这种渴望引导我跑完了 10 千米，接着是半程马拉松，然后是全程马拉松，后来就是超级马拉松了。”

约书亚为自己设定了一个长期目标：40 岁之前跑完 180 场比赛。对一个刚刚开始跑步的 20 多岁的年轻人来说，这称得上是相当宏伟的目标了。

“6 年前，我从来没有想过会来到这里。我从来没有想过自己会成为一名跑步者，尤其是超级马拉松跑步者。”他说话时特意强调了“这里”，仿佛跑步把他带到了一个不可思议的地方。

“对我来说，开始跑步其实不是很难，”他说，“我之所以做出这个决定，是因为我已经受够了。我的生活不是我想要的，也不是我梦想中的生活。在大学毕业典礼上，我几乎穿不上我的毕业礼服。当我坐下时，礼服绷开了。一脸假笑地拍完照后，我再也没说过一句话。那天晚上，我花了很长时间思考白天发生的事情。我知道，如果我的问题不解决，我对未来就不会有憧憬，我的礼服就仍然会绷开。我已经变得越来越虚弱了，我必须醒来，开始新的生活。因此，我决定行动起来。”

我意识到，约书亚向我揭示了持久减肥的真正秘诀：下决心更快乐、更充实地生活，而不是通过节食或跑步来减肥。这个决定关系到你努力的程度。“当你朝着一个目标努力并想成为更好的自己时，体重自然就会减轻。”约书亚说，“当我决定要更快乐、更充实地生活时，减重成了我最容易看到的起点。”

约书亚每天跑步、吃饭和做其他事都很有规律。工作中，他亲自递送邮件，而不是将邮件扔进办公室的邮箱里；午饭后，他不是坐在桌旁观看网飞（Netflix）里的视频，而是出去散步。而且，他始终保持这些习惯，一天都没有懈怠。“当减掉的体重从100磅向150磅攀升的过程中，我意识到，减肥最重要的就是坚持。”约书亚说。

虽然约书亚很努力，但事情并非总是一帆风顺，他的体重因为甲状腺功能减退出现了几次波动。对此，他表示：“如果说跑步教会了我什么的话，那最重要的一点就是百折不挠。”

当被问到对别人的建议时，他说：“体重、经验或动作技巧都不重要，重要的是你要走出家门跑起来。不会有人在意你跑步时的样子，因为那

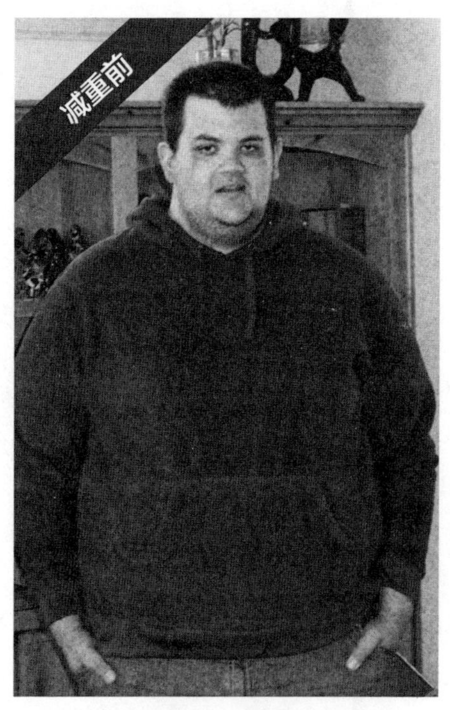

减重前的约书亚·斯诺·汉森，
体重402磅

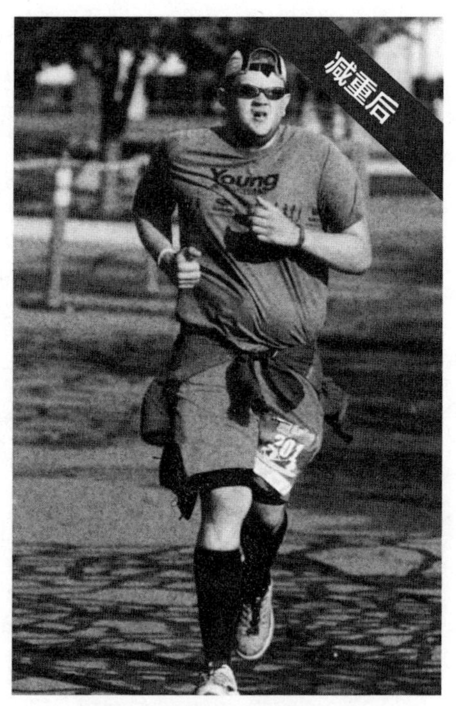

减重后的约书亚·斯诺·汉森，
体重218磅

种时候每个人看起来都很滑稽或者很狼狈。不信你就去看看人们参加比赛时的照片。因此，不要担心这个担心那个了，赶快走出家门，到马路上或跑道上去跑步吧。这，就是我给你的建议。

“另外，不要独自开始你的减肥之旅。加入一个跑步团体，或拉上一个想和你一起减肥的朋友吧。如果你能融入团体，通过其他人来督促自己，你就更容易坚持自己的饮食和训练计划。”

在谈话快要结束时，我问他为什么要把目标定为 40 岁之前跑完 180 场比赛。他回答说：“我选择 180 场比赛作为我的目标，有很多原因。第一，因为我减掉了 180 磅；第二，因为我的博客名是‘running180’；第三，因为跑步已经使我的生活发生了 180° 的转变。”

第二章
热量与新陈代谢

“我曾经声称，除非有人追我，否则我不会跑步。”

从花园州高速公路 124 号出口出去，就到了塞尔维尔郊区小镇。这个小镇位于美国新泽西州米德尔塞克斯郡的拉里坦河畔，在纽约时代广场西南 57.9 千米处。

当我采访小镇居民杰西卡·斯卡尔津斯基（Jessica Skarzynski）时，她正在为自己的第 7 场半程马拉松比赛做准备。对这位在小镇附近的南安博伊市长大的女士来说，第一次跑完半程马拉松是个巨大的挑战，她对此记忆犹新。

杰西卡 21 岁时体重就达到了 275 磅。“那时我在上大学，为自己设计了很棒的人生路线。但是我觉得自己太胖，无法完成我身边的人正在做的事情。”她说，“我不想约会，也不想去夜总会和酒吧，因为我担心别人会用异样的眼光看我。我把每一次耳语、每一个眼神、每一次约会的被拒绝都归罪于自己的体重和外表。我为自己筑起了一道墙。”

2004 年，严重的焦虑症使她的精神和身体都受到了伤害。雪上加霜的是，唯一有效的药物使她的体重不断增加。

在杰西卡 21 岁生日的前几天，她的母亲被诊断为乳腺癌，她彻底崩溃了。她回忆说：“在我家的走廊上痛哭了一场后，我决定当天晚些时候去公园跑步，以便忘却伤痛。在那之前，我跑步从来没有超过 1.6 千米，我需要迅速麻痹自己，但想不出还有什么别的事情可以达到这个目的，只能跑步。那天，我不再在乎别人怎么看我了。”

每个人都有自己的转折点，某个事件、某种环境或某个时刻使我们有所行动，促使我们去做本来不会做的事情。对杰西卡来说，这个转折点就是她的母亲被诊断为癌症。

从此，杰西卡学会了如何对待自己的身体，开始理智地进食、循序渐进地锻炼——更理智地选择在学校餐厅就餐；去大学宿舍的健身房骑半小时健身自行车，每周数次。这样坚持了 1 年后，杰西卡的体重减轻了 40 磅。

“开始跑步时，我才真正发现了自己快乐的源泉，但这只是刚刚开始。在公园里跑到筋疲力尽后，我开始更加注意我的生活方式——吃什么、如何运动、如何度过闲暇时光。渐渐地，我发现自己开始享受运动的乐趣了。”

◆◆◆◆◆

基因确实在决定体重方面发挥着决定性的作用，但大多数人，尤其是那些试图推销其最新时尚饮食方案的著名教练们都不愿相信。基因决定着身体类型，环境只是让肥胖基因得以表达的一种途径。

丹麦的研究人员曾将 500 多名领养儿童的体重与其亲生父母和养父母的体重进行比较。如果后天的饮食习惯决定了体重，那么孩子的体重应该与其养父母的体重相似；如果基因决定了体重，那么孩子的体重应该与其亲生父母的体重相似。结果显示：孩子的体重与其亲生父母的体重有很大关系而非养父母的体重。

验证体重“基因决定论”的另一个办法是研究同卵双胞胎。在瑞典的一个双胞胎衰老研究项目（Adoption/Twin Study of Aging）中，研究人员对比了93对分别养育在不同家庭中的同卵双胞胎的体重以及154对养育在同一家庭中的同卵双胞胎的体重。研究结果表明，无论是在一起抚养还是分开抚养，同卵双胞胎的体重都高度相似。这项研究和其他关于双胞胎的研究结果表明，基因对人体体重的影响占到了70%，是相当大的。

设定值

因此，无论你是否愿意相信，大脑都会根据你的基因对你应该有多重做出自己的判断。这个体重就是你的“设定值”。大脑会通过强大的力量，将你的体重维持在它认为正常的水平。如果你的体重减得太多，大脑就会产生饥饿反应，并让身体消耗更少的能量，令基础代谢变慢。在食物短缺的远古时期，这是一个非常重要的生存策略，但在如今这样一个高热量食物过剩的社会中，这并不是什么值得庆幸的事情。这意味着一个成功的减肥者要想体重不反弹，就必须让自己的热量摄入越来越少或热量输出越来越多。

那么，你真的无法控制自己的体重吗？事实并非如此。基因虽然掌控了人体体重变化70%的因素，但另外30%的机会还是留给了你。你的选择和意志力仍然非常重要。你无法选择基因，但你可以利用环境和意志力让自己瘦下来。真人秀电视节目《超级减肥王》（*The Biggest Loser*）就很好地证明了这一点。穿插于本书中的故事中的人物也证明了人们确实能够控制自己的体重并解决自己的健康问题。美国定期锻炼的人不到1/5，2/3的成年人超重或肥胖。这一数据绝非巧合，因为行动实在太重要了。

新陈代谢

在书店里随意拿起一本健身或减肥的书，都能看到“新陈代谢”这个词。它已经成为人们经常谈论但并未真正了解的流行语之一。好莱坞的私人教练和知名作家都表现得像新陈代谢方面的专家一样。他们会讲很多有关新陈代谢的事，好像对它了如指掌。其实，很多说法都是错误的。那么，到底什么是新陈代谢？跑步又是如何影响新陈代谢的呢？

新陈代谢是活细胞中全部化学反应的总称，它为维持生命过程提供能量。你的心脏跳动、大脑思考、肺部呼吸以及许多其他生命活动所需的能量，都离不开新陈代谢。

1780年，法国科学家安托万·洛朗·拉瓦锡（Antoine Laurent Lavoisier）和皮埃尔·西蒙·拉普拉斯（Pierre Simon Laplace）率先开始新陈代谢的定量研究。他们将豚鼠放在一个热量计（一种测量热能的装置，与外界环境隔绝）中，通过测量豚鼠所消耗的氧气和呼出的二氧化碳计算出新陈代谢率，即豚鼠消耗的热量。思路非常巧妙，对吧？

其实，研究哪些因素控制和影响新陈代谢过程是一个非常复杂的课题，这涉及很多学科，包括生物学、生理学、化学和物理学等。尤其是当食物摄入和运动这两个因素加入后，关于新陈代谢的分析会变得更加复杂。例如，拉瓦锡和化学家阿尔芒·塞甘（Armand Séguin）在研究食物摄入和肌肉工作对新陈代谢的影响时发现，静息代谢率由于食物的摄入增加了50%，由于运动增加了200%，由于食物摄入和运动的相互作用增加了300%。

静息代谢率是指在休息时维持身体所有机能所消耗的总能量。静息代谢率占每日能量消耗的 60%~75%，这一比例是人类数百万年进化的结果。对人类来说，这是一种相对稳定的生理特征，它更多的是遗传而非多样化生活方式的产物。假如所有人都在相同的环境下生活，器官的健康程度一致，体重、年龄和性别一致，那么所有人的静息代谢率就是相同的。

人类平均静息代谢率的计算方法为：每千克体重每分钟消耗 3.5 毫升氧气，每消耗 1 升（1000 毫升）氧气燃烧 5 千卡热量。因此，人们在休息状态时，每千克体重每分钟大约燃烧 0.0175 千卡热量（5 ÷ 1000 × 3.5）。一个体重 150 磅（约 68 千克）的人，每分钟通过静息代谢燃烧 1.19 千卡热量，每天是 1714 千卡；一个体重 200 磅（约 91 千克）的人，每分钟通过静息代谢燃烧 1.59 千卡热量，每天是 2290 千卡。通过数据可以看出，较重的人的静息代谢率比较轻的人的更高，每天燃烧的热量也更多。

静息代谢也会受到年龄和性别的影响。男性的静息代谢率略高，因为他们通常拥有更多的肌肉。静息代谢还会随着年龄的增长而变慢，因为肌肉量通常随着衰老而减少。你无法改变性别和年龄，但是可以通过耐力训练增加肌肉量，从而提升静息代谢率。即使在休息状态下，肌肉也会比脂肪燃烧更多的热量。肌肉不仅令人赏心悦目，而且更易于“携带”和“管理”，而脂肪则是多余的，只能让你徒增赘肉。

跑步如何影响新陈代谢？

虽然你的静息代谢率相对受限，但是你可以通过运动加快新陈代谢。你跑步时的新陈代谢就明显比坐在沙发上读这本书时快。世界上最好的跑步者在快速奔跑时以非常高的速率消耗氧气，他们跑步时的新陈代谢比安静时的新陈代谢快 25 倍。即便不是优秀的跑步者，只要健康状况相当于或高于平均水平，跑步时的新陈代谢也比安静时快 10~15 倍。这就是跑步能够有效且快速燃烧热量的原因。

跑得越快，新陈代谢越快，这其中的原因有很多。首先，为了保持速度，肌肉增加了对氧气的需求，为了满足这种需求，心率和每搏输出量（心脏每跳动一次一侧心室泵出的血液量）会同步增加，从而给肌肉输送更多的血液和氧气。其次，当你的体温升高时，皮肤血管扩张，更多的血液被输送到皮肤表面以提高降温能力。再次，随着跑步强度增大，你的呼吸加快、加重，膈肌和其他呼吸肌更加努力地工作，以便及时将血液中积聚的二氧化碳排出体外。以上提到的这些，都是能量需求的过程，跑步时的新陈代谢率就是通过这些途径得到提高的。

而且，随着肌糖原（肌肉中碳水化合物的储存形式）的消耗，身体需要进行自我修复，这个过程也需要消耗能量，所以即使跑步结束，高新陈代谢率也会维持一段时间。

因此，想要增加跑步时燃烧的热量，就要提高身体消耗氧气的能力。怎么才能做到这一点呢？那就是跑得更多，跑得更快。

碳水化合物和脂肪的代谢

跑步时，你主要使用的是两种燃料——脂肪和碳水化合物，它们为所有的能量需求过程提供足够的能量，是人体最重要的能量来源。蛋白质是第三大营养物质，主要用于建立、维持和修复肌肉、皮肤和血液组织，并在血液运送物质的过程中起辅助作用。但人体对能量的需求优先于组织构建，因此，如果体内没有足够的脂肪和碳水化合物（如低碳水化合物饮食）储备，蛋白质就会成为能量来源。即便如此，蛋白质也只能占全部能量来源的 5%~10%，因此通常不被当作燃料看待。

脂肪主要储存在皮肤下（皮下脂肪）、肌肉中（肌内甘油三酯）和内脏周围（内脏脂肪）。皮下脂肪（你能看到的臀部、大腿和腹部的脂肪）可以无限储存。即使非常瘦的人也有脂肪：一名体重为 145 磅，脂肪只占体重 18% 的人有足够的脂肪来维持 5 天左右的长跑或 1600 千米左右的步行。虽然人们希望通过跑步减少腹部脂肪，但是跑步时消耗的脂肪大多是肌内甘油三酯，因为存储于肌肉内的脂肪更接近其最终用作能量的地方，因此使用效率更高。而在不跑步的其余时间内，腹部脂肪等其他皮下脂肪会得到消耗。

虽然皮下脂肪得到的关注更多，但内脏脂肪，也就是内脏周围你看不见的脂肪也颇为重要。内脏脂肪过多会对健康造成巨大的威胁，如葡萄糖和脂肪代谢异常，胰岛素抵抗，心脏病、高血压、结肠癌、乳腺癌、前列腺癌的风险高发，住院时间延长，死亡率增加，感染和非感染性并发症发生率增加，代谢综合征发病率增加等。总之，内脏脂肪是种非常糟糕的东西。研究表明，有氧运动是减少内脏脂肪的有效途径。

碳水化合物会以葡萄糖的形式储存于血液中，也会以糖原的形式储存于骨骼肌和肝脏中。跑步时，这两种形式的碳水化合物会同时被调用。与可以无限储存的皮下脂肪不同，即便骨骼肌和肝脏中糖原储备充足，也只够为 100 分钟左右的中速奔跑提供能量。虽然跑步速度较慢时脂肪会参与供能（以血液和肌内甘油三酯中游离脂肪酸的形式），糖原的消耗速率会变慢，但糖原提供的能量也只够你以中等配速跑 2~3 小时。

如果跑步时间较长（超过 2 小时），血糖浓度会变得非常低，骨骼肌和肝脏里的糖原储量也告急。当这种情况发生时，脂肪代谢开始占据主导地位，脂肪组织向血液中释放大量脂肪酸，脂肪酸进入肌肉，与肌内甘油三酯一起为身体提供能量。因此，有些人建议在糖原耗尽的状态下去跑步，比如在早餐前去跑步，以便燃烧更多脂肪。但这样其实是不可取的，因为脂肪的燃烧需要碳水化合物提供能量。在碳水化合物供应不足时强迫身体燃烧脂肪，会在肝脏中形成酮体，引起酮症。这会使你感到心神不安、疲倦或头晕，从而无法继续跑下去。糖原耗尽也会导致氨基酸（蛋白质）代谢增加，以及血氨和肌氨增加，这对肌肉细胞是有害的。你闻到过低碳水化合物饮食的人运动时呼出的气息吗？那是氨的味道。因此，糖原耗尽的时候不要跑步。

运动时肌肉的首选燃料是碳水化合物而不是脂肪。碳水化合物是肌肉的“巧克力”，肌肉会优先消耗碳水化合物。在碳水化合物耗尽时进行运动，会对健康构成威胁。尽管研究表明，低碳水化合物饮食会在短期内使体重减轻，但这是不可持续的，我不建议长期采用低碳水化合物饮食方案。

尽管你跑步时会同时以脂肪和碳水化合物作为能量来源，但这两种燃料的消耗是因情况而异的——跑步速度较快时，脂肪的贡献减少，碳水化合物的贡献增加；反之，脂肪的贡献增加，碳水化合物的贡献减少。也就是说，运动的强度和持续时间是决定主导燃料的主要因素。涉及脂肪燃烧时，人们经常会有一个错误的认识：低强度运动会燃烧更多脂肪，所以低强度运动是更好的减脂方式，甚至有氧器械的制造商们也将面板上的“燃脂”功能和低强度运动联系在了一起。但实际情况是：虽然跑得越慢，肌肉对脂肪供能的依赖性就越强，但不可忽视的是，低强度运动每分钟燃烧的热量非常低。跑步速度较快时，能量的使用率更高，消耗的总热量更多，燃烧的脂肪的绝对量也更大。总能量消耗对减肥永远是最重要的，所以不要仅依靠低强度运动来减肥。

跑步与脂肪燃烧

告诉你一个关于脂肪燃烧的秘密：你为了减掉腰部脂肪而跑步，可事实是，你跑步时可能不燃烧脂肪。也许你会说，这说不通啊，我就是为了减掉腰部、大腿和屁股上的脂肪才跑步的，跑步的过程中却没有燃烧脂肪？答案是：有可能。

你为了减掉腰部脂肪而跑步，可事实是，你跑步时可能不燃烧脂肪。

正如前文提到的，运动时肌肉的首选燃料是碳水化合物而非脂肪。而且在速度较快的高强度跑步中，燃料更是以碳水化合物为主。但是，即使进行以碳水化合物为主要能量来源的高强度跑步，你也可以变得很瘦并且降低身体脂肪的占比。这是因为，虽然跑步时没有燃烧脂肪，但在跑完后的几小时内，你身体里的脂肪，尤其是皮下脂肪会减少。跑步后，身体为了恢复和重建平衡所做的一切事情都需要能量，这些能量就来自脂肪。跑步后运送和燃烧的脂肪量部分取决于跑步的强度。高强度跑步之后，皮下脂肪组织中的更多脂肪被运送到肌肉，肌肉以更快的速度燃烧这些脂肪。

通过调整跑步训练计划，你可以在跑步过程中和跑步后消耗更多的热量。随着体能的增强，你将恢复得越来越快，跑步后新陈代谢率恢复到静息水平的速度也会变快。（胖到身材走样的人需要更长的时间才能从跑步中恢复。）尽管由于研究方法的差异，对经过训练和未经训练的人运动后新陈代谢率变化的比较研究有些矛盾，但是大多数研究表明，未经训练的人运动后会在更长时间里保持较高的新陈代谢率。虽然运动后新陈代谢率升高有助于燃烧更多的热量，但是运动过程中提高新陈代谢率（比运动后高得多）对热量燃烧和之后的减肥有更大的影响。

热量

为了搞清楚减肥需要消耗多少热量，我们必须回到 1958 年。那时，马克斯·维斯诺夫斯基（Max Wishnofsky）博士根据1930年以前的研究得出结论：减掉1磅体重约需消耗3500千卡热量。他还解释说，静息代谢率会随着体重的减轻而降低。以一位40岁、身高5英尺（1英尺≈0.30米）10英寸（1英寸≈0.03米）、体重300磅的男士为例。如果他将体重减到了200磅，他的静息代谢率就会随之从2265千卡降到1995千卡，他每天需要的热量会减少270千卡，每月需要的热量会减少8100千卡（按30天计）。因此，如果他将体重减到200磅后继续采用之前的运动和饮食计划，他每月减掉的体重将比之前少2.3磅（8100÷3500）。换句话说，他开始时每月减8磅，现在则每月减5.7磅。

正如维斯诺夫斯基多年前指出的，人们的体重不会随着时间线性降低。减肥通常是动态的，而不是线性的。身体的能量需求随着体重的减轻、身体成分和新陈代谢率的改变而发生变化。当静息代谢率随着体重的减轻而降低时，就需要更少的能量，因此限制热量不再具有和执行节食计划初期同样的效果。那么，这意味着什么呢？意味着一开始减肥时，你只要消耗3500千卡热量就会减掉1磅（或非常接近1磅），但当体重减轻很多，静息代谢率开始下降时，要减掉1磅体重需要消耗的热量就会超过3500千卡。

那么，到底什么是热量？

当今社会，“热量”随处可见——新闻中、食品标签上、菜单里、盘子里和杯子里。我发誓，它甚至会躲在我的床底下。无论是精神上还是物质上，我们每时每刻都在“消耗”热量。

在中学第一次接触关于热量的知识时，我承认自己花了一段时间才弄明白。不过没关系，全世界对热量的了解也不比我强多少，要不怎么总会有饮食专家用“摄入热量与消耗热量”之外的神秘概念来解释减肥这件事呢？

卡路里是一种能量单位。具体说，1卡路里就是在1个大气压下，将1克纯水的温度升高1℃所需要的能量。这听上去有点深奥，不过没关系，你只要明白，当我们谈论热量时，谈论的其实是能量，这就足够了。尽管人们对热量的评价总是充满敌意，但其实热量只有多少的区别，而没有好坏之分。

营养学家和营养师习惯使用热量来衡量食物中营养物质所包含的能量。食品的包装上一般都会标明一定重量的该食品所含的热量。也就是说，如果一定克重的面包含有100卡路里的热量，面包中的营养物质所含的能量就能在1个大气压下，将100克纯水的温度升高1℃。

就体重减轻和体重增加而言，所有的热量都是平等的——每1卡热量都含有一定量的能量。这一点毋庸置疑；热量定义和能量与物质（包括肌肉和脂肪）之间的关系受热力学定律的制约。要更好地理解这一点，必须寻求比我们更聪明的人的帮助——爱因斯坦。爱因斯坦著名的质能方程（$E=mc^2$）告诉我们，物体的能量等于物体的质量与光速平方的乘积。光速以及它的平方是一个不会改变的常量（除非你改变光线传播的介质，比如在水中或宇宙外层空间），因此物体的能量与其质量成正比。如果你改变了储存在这个物体中的能量，那么你就一定会改变这个物体的质量。无论是否理解，请务必记住这一点，因为我们稍后还会谈到。

每一位声称“并非所有热量都平等”的饮食大师或养生名家，其理论都违背了爱因斯坦的质能方程。没有不同“种类”的热量，正如没有不同“种类”的重力。就能量而言，其热量是来自胡萝卜还是胡萝卜蛋糕，本质上没有任何区别。你摄入的热量数量才是最重要的，它才是体重秤上读数的主要决定因素。

跑步是消耗热量最好、最快捷的方式，因此也是减肥的最佳方式。

“跑步是消耗热量最好、最快捷的方式，因此也是减肥的最佳方式。”

每跑 1.6 千米可燃烧约 110 千卡热量，其波动幅度取决于你的体重和跑步的经济性（机体在既定的速度下消耗多少氧气）。体重越重，实际燃烧的热量越高，因为移动较重的物体需要更多的氧气和能量。如果背一个装满东西的背包跑步，你会发现需要消耗的能量更多了。

不论那些减肥书籍和深夜瘦身节目上说得多诱人，持续性的减重一般保持每周 0.5~2 磅的速度。这说到底只是一个数学问题：要想以更快的速度减肥，就必须严格减少热量摄入，并且通过锻炼实现更大的“热量赤字”。这并不意味着你的减肥速度每周不能超过 2 磅，但你必须现实一点——减肥速度受很多因素影响。当你明白减掉 1 磅体重需要多大的热量赤字时，就会清楚为什么快速减肥非常困难，而且快速减肥的成果很难保持了。

《肥胖》（*Obesity*）杂志曾发表过一项来自荷兰马斯特里赫特大学医疗中心的研究结果：受试者饮食热量非常低时（每天 500 千卡），能够快速减肥（5 周内减少 10% 的体重）。但是每天只摄入 500 千卡热量，你觉得这样的饮食方式能坚持多久？更好的减肥策略还是低热量饮食（每天 1250 千卡）加跑步。虽然这样减肥的速度比较缓慢（12 周内体重减少 10%），但它更具有可持续性。

刚开始跑步时，由于运动的经济性较低，会消耗大量热量。随着身体逐渐习惯了跑步，经济性得以提高，这意味着机体在给定的速度下需要的氧气减少，消耗的热量也会减少。如果你的目标是跑得更快，这对你来说是件好事；但如果你想在每次跑步时都消耗更多的热量，这就不是好事了。想使自己在单位距离内燃烧更多热量，避免提高经济性，就要不断改变你的跑步方式。不要每天

“持续性体重减轻指的是每周减重 0.5~2 磅。”

以相同的速度在同一个地方跑相同的距离。速度、距离和地形都要变化——有时候慢跑，有时候快跑；有时候跑很长时间，有时候去山路上跑。跑步的变化越多，燃烧的热量就越多。

热量去哪儿了？

肌肉可没本事将你吃下的食物中的热量直接转化为运动所需的能量。正如中学生物老师所讲，运动所需的能量来自细胞中叫作三磷酸腺苷（ATP）的高能化合物的化学分解。ATP 是人体的“能量货币”。当 ATP 的高能化学键断裂时，能量被释放出来，肌肉开始收缩。你所做的每一个动作，小到眨眼，大到跑马拉松，都需要 ATP 分解提供能量。

因为肌肉不能储存太多的 ATP，所以必须不断地重新合成，然后再分解，这是一个循环的过程——ATP 被分解成二磷酸腺苷（ADP）和无机磷酸盐（Pi），然后它们再结合在一起，重新合成 ATP。

食物与饮料中的碳水化合物、脂肪和蛋白质中所含的热量通过许多化学反应合成 ATP，来满足细胞对能量的需求，完成不同的任务。但是如果在办公室里坐上一天，细胞不需要太多能量时会怎样呢？如果细胞中已经有足够的 ATP 满足其需要又会怎样呢？当你摄入碳水化合物、脂肪和蛋白质时，热量去哪儿了？

几年前，我站在书店摆放饮食和减肥书的过道中，和一位女士谈论减肥问题。“我每天走 3.2 千米，每周走 5 天，但体重还是没有下降。”她看起来很沮丧。我试着向她解释每千米步行可以消耗多少热量，以及减肥公式中的“热量消耗”的含义。如果当时带着纸和笔的话，我会给她画一张如下页所示的图。

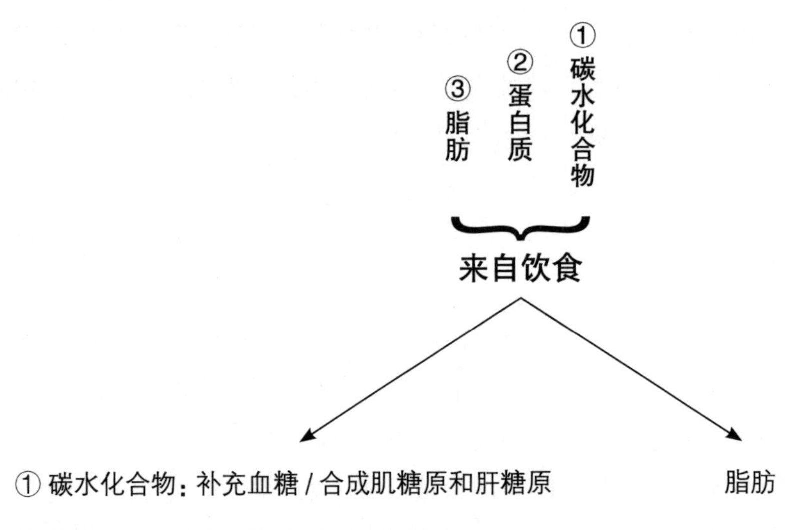

按照上图中左边箭头的指示方向，你可以看到身体是如何利用碳水化合物、蛋白质和脂肪的。碳水化合物被肌肉用作燃料，以两种形式存在于身体中：血液中的葡萄糖以及肌肉和肝脏中的糖原。你摄入的任何碳水化合物都会用于补充血糖、合成肌糖原和肝糖原。蛋白质被用于构建肌肉组织，合成酶和其他负责完成特定机体功能的细胞。脂肪可用作燃料，具有隔热作用，能保护内脏器官。同时，脂质还是细胞膜的重要组成成分。

而沿着右边的箭头看，就大事不妙了。如果身体不需要执行左侧的那些功能，那么所有来自碳水化合物、脂肪和蛋白质的额外热量就都会转化为脂肪储存起来。

如果你和世界上其他 21 亿超重人士一样，饱受超重的折磨，那么不会有其他原因，就是因为你摄入的热量按照右边箭头指示的路径前进了。就这么简单。

运动和热量的摄取具有耦合关系。正因为这种耦合关系在那些根本不运动的人身上消失了，才会导致他们热量摄入过高，体重增加。

避免体重增加的秘诀就是不要让热量沿着右边的箭头走下去，而是为自己创造一个环境，让热量沿着左边的箭头走。那么，怎样才能创造这样的环境呢？很高兴你能提出这个问题，我马上为你解答！

跑步如何影响热量的走向？

因为碳水化合物是肌肉的首选燃料，所以跑步会消耗装有碳水化合物的燃料箱，从而产生旺盛的新陈代谢需求。燃料箱消耗会威胁到肌肉的健康甚至生存，所以你食用的碳水化合物都会用来补充燃料箱。补充糖原是补充燃料箱的重要途径，而糖原的合成和分解由人体内的生物酶控制。作为一种生物酶，胰岛素可以通过对运送葡萄糖的特定蛋白质的影响，促进细胞对葡萄糖的吸收，还可以使血液中的葡萄糖转化成糖原。胰岛素浓度越高，葡萄糖的利用率就越高，糖原的合成和储存速度也就越快。

蛋白质的情况和碳水化合物类似。跑步时，肌纤维会出现微小的损伤，因此身体会发出构建结构蛋白和功能蛋白的信号。此时，食用的任何蛋白质均会被用于构建结构蛋白和功能蛋白，从而修复受损的肌纤维，使其更加强壮，耐力更加持久。

为了防止脂肪堆积形成赘肉，你必须不断地创造代谢需求，使热量不断地被消耗。如果你总是调动热量，不停地使用它，它就不会转化成脂肪储存起来。跑步是创造代谢需求的最佳方式，它让你成为热量的导演，由你决定热量应该扮演什么角色以及究竟该往哪里走。本书的目标之一，就是使你成为热量的导演，自主控制热量扮演的角色和最终去向。

保持体重

当体重降低到理想值时，每个人都希望能保持住。如果你不这么想，那进行减肥锻炼还有什么意义呢？但是，保持体重是一项艰巨的任务，其难度丝毫不亚于减肥。而大多数饮食计划都忽略了如何保持体重这一关键问题。

身体会逐渐适应你的锻炼强度，也会适应你减轻后的体重。参与体重调节的大量激素在体重减轻之后，分泌量都会发生变化。许多变化在开始减肥后就会发生，时间至少持续一年。因此，体重反弹具有很强的生理基础，绝不仅仅是减肥者缺乏意志力或积习难改的结果。

由于大多数关于减肥的研究时间并不长，所以关于保持体重，最可靠的数据和经验还是来自那些完美保持了体重的人。相关调查显示，这些人的饮食习惯各异，但行为因素（监测体重、每天运动）基本一致。所以说，就如何保持体重而言，运动比饮食更重要。

科罗拉多大学丹佛分校的科学家们研究了美国国家体重控制登记处相关人群的行为模式。结果显示，减肥成功者平均每天持续进行 41.5 分钟（每周约 290 分钟）中等强度到高强度的运动，正常体重者平均每天的运动时间为 25.8 分钟（每周约 181 分钟），超重者平均每天的运动时间只有 19.2 分钟（每周约 134 分钟）。

在罗得岛州普罗维登斯市的布朗大学医学院和米莉亚姆医院进行的另一项研究中，科学家们对女性减肥成功者及从未超重者的运动量和运动强度进行了对比。研究发现，减肥成功组中的一些研究对象的体质指数在某个阶段度大于 25，但在接受研究后体重恢复正常（体质指数在 18.5~25 之间），且最大体重减轻了 10% 以上，减肥效果至少维持了 5 年。从未超重组中的研究对象没有超重或肥胖历史（此研究中将肥胖定义为体质指数大于 25），体质指数始终保持在 18.5~25，在研究前至少两年内，体重的波动在 10 磅以内。最终，科学家们发现，与从未超重组相比，减肥成功者锻炼身体花费的时间更多，进行高强度运动的时间也更多。

从这项研究中我们了解到，与从未超重以及超重但是体重和体质指数从未改变的人相比，减肥成功的人需要更多更强的运动才能保持理想体重。换句话说，如果你以前的体重是 200 磅，现在减少了 50 磅，那么你想保持 150 磅的体重，就需要比那些一直是 150 磅重的人进行更多、强度更大的体育运动。这是为什么？为什么你的 150 磅与别人的不一样？

和大多数生理机能一样，能量平衡也是由中枢神经系统来调节的。中枢神经系统通过大量激素和神经信号感知新陈代谢状态，并控制能量的摄入与输出。换句话说，当你很瘦或超重时，你的中枢神经系统都会从特定的激素分泌中得到反馈，从而“知道”你的状态，并相应地调节你的食欲和脂肪的存储。当你减肥时，你的中枢神经系统会“认为”需要“纠正”你的体重下降，于是激活了多种补偿机制（比如让你感觉更饿），包括改变激素的调节作用、降低静息代谢率以及线粒体通过有氧代谢产生能量的效率等。这些机制协同作用，促进体重回升，直至恢复到减肥前的水平。因此，要成功减肥并保持理想体重，必须相对缓慢地减轻体重，用最小的变化迷惑中枢神经系统。换句话说，不要在短时间内大幅改变你的生活习惯，比如为了每周减掉 5 磅体重而吃得比以前少很多，或跑得比以前多很多等。极端的生活方式很难持续下去，最好是让这种变化随着时间的推移一点一点、自然而然地发生，使你的新陈代谢和中枢神经系统都忽略这种变化。

将跑步作为一种习惯对于保持理想体重非常有效。因为跑步可以将你从能量储存状态转为能量消耗状态。不运动的人，永远没法保持理想体重，这是毋庸置疑的。

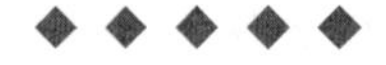

有些减肥成功者谈论起减肥时，就像获得了重生。“我不得不说，是健身告诉我自己到底是谁，”杰西卡·斯卡尔津斯基在自己的博客上写道，“我的大部分体重是在大学时增加的。那时的我思想日渐成熟，开始享受全新的自由。但是，当我开始思考未来的生活方向时，却感到超重的身体极大地束缚了我，因为我比其他21岁的人都要胖得多。”

“减肥初见成效后，我的自尊心开始增强，心情明显好转。最重要的是，我的焦虑情绪得到很大缓解，可以停止用药了。我终于觉得自己的精神和身体相匹配了，这是我能想出来的唯一可以描述自己当时状态的语句。我明白了，只要努力、执着，我就能克服生活中的任何困难。”

但有些事情并没她想象的那么简单。一天晚上，她和大学朋友一起聚会。这些超重的人点了一盘又一盘的菜，当她把盘子放下，说自己不想吃得太多时，一个朋友讽刺她说：“哦，拜托，这个瘦女人需要注意自己的体重！”每个人听了都哈哈大笑起来。

“我很震惊！”杰西卡说，“虽然我知道她是在开玩笑，但她说话的样子让我觉得她把我当成了叛徒。我从来没有想过我减肥后别人对我的看法会有这么大的转变。此后，对于那些不理解我的人，我选择将其视为陌路。再也没有人会像她那样对待我了。”

在第一年减掉40磅后，杰西卡又花了3年多的时间减掉了65磅。自2009年以来，她一直通过跑步使体重持续下降。她完成了无数次比赛，包括两场短距离铁人三项赛和7场半程马拉松，其中有一场半程马拉松是在我们采访后完成的。“我在2010年跑完了第一场比赛，之后并未止步不前，”她说，“因为我从没有停下的打算。”32岁时，杰西卡比21岁时轻了105磅。

当我问杰西卡对别人有什么建议时，她的口才和见解远远超出了她的实际年龄："根据我的经验，一旦有一天、一周或一个月的不良饮食，并且不运动，就很容易故态复萌。但是每一分钟都可能改变一切。你有能力控制每一餐、每一口食物和每一个时刻。不管是正要吃东西还是正好有几分钟空闲时间，你都可以做出选择：选择方便、不健康的食物，什么都不做；或是选择健康的食物，活动身体。"

"我绝不完美。当我的身体真的渴望巧克力、蛋糕或其他垃圾食品时，我从不拒绝。"杰西卡说，"但我坚信'凡事有度'。我曾经声称，除非有人追我，否则我绝不会跑步。那时的我焦虑、体重增加，我将自己困在身体里，无法突围。我在青少年时期和成年时期的很大一部分时

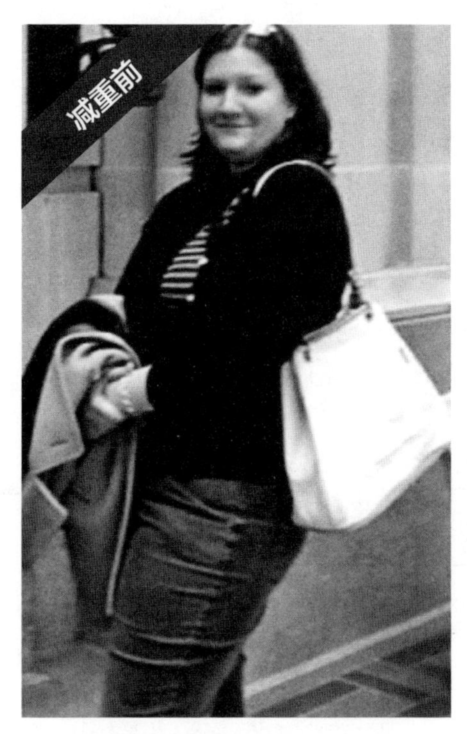

减重前的杰西卡・斯卡尔津斯基，体重 275 磅

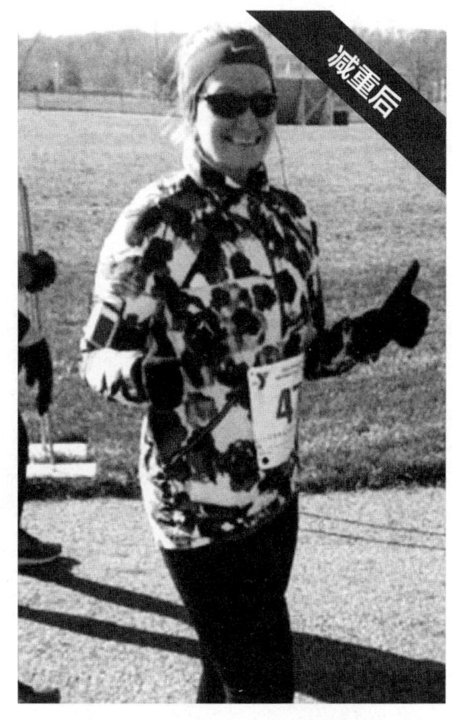

减重后的杰西卡・斯卡尔津斯基，体重 170 磅

间里都在回避问题，但一旦克服了恐惧，采取了行动，我就拥有了自我改变的勇气。我成了一名运动员、一名跑步者，我成了我所认识的自己！10年减掉100多磅体重并非不能实现的梦想，我自己就是活生生的例子。”

“从开始到现在，我都没有说过‘我要减掉100磅’这样的话，但我却做成了这件事。”杰西卡说，“因此，将唯一的目标设定为让自己更加健康，减肥就不再那么艰难，而会自然而然地成功。这些年中，身材变化对我的影响远远超过了衣柜对我的吸引力。我会永远对探索这些变化保持兴趣！”

第三章

正确的跑步方式

“你如此急切地想要改变生活，以至于愿意做任何事情。”

如果你在2006~2011年间观看过新奥尔良的体育电视节目，你可能会看到詹尼尔·埃文斯（Janel Evans）的一些作品。作为考克斯电视台体育频道的制片人，从当地高中橄榄球赛到新奥尔良圣徒队的节目《球队之外》，她制作了各种各样的节目，重点报道了圣徒队及其球员们的社区活动。这是一份费力的工作，工作时间长，加上她的家位于路易斯安那州的卡温顿市，上下班路程有80千米，所以她的食谱以快餐为主，没时间运动。她甚至有一份清单，上面列出了她最爱的快餐食品。

2011年，35岁的她刚生完第二个女儿不久，换了一份工作，工作地点离家只有几分钟路程。这时，她突然发现自己有大量的空闲时间。“曾经的所有借口都突然消失了，”她说，“于是我终于走进健身房，开始尝试控制自己的体重。”她在健身房进行了身体评估，发现自己的体重竟然高达276磅。

◆◆◆◆◆

虽然关于跑步技巧有很多不同的理论，但实际上没有人真正知道适用于每个人的“最好的”跑步方式是什么。任何“最好的”方式，具体到每一个跑步者身上时，都会略有不同，因为每一个跑步者都会下意识地根据自己的实际情况进行最有效的锻炼。身体是不会做低效率的事情的。

“总之，要想成为更好的跑步者并持之以恒地减肥，首先要学会如何跑得更好。”

跑步的生物力学受灵活性、力量以及骨骼是否歪斜等因素影响。如果你试图改变生物力学而不改变影响它的因素，就可能会受伤。如果你是一名初跑者，练习跑步技巧能让你的跑步变得更加容易，并且能防止受伤。如果能够通过掌握跑步技巧跑得更远、更快，那么减掉更多的体重就不是问题了。

总之，要想成为更好的跑步者并持之以恒地减肥，首先要学会如何跑得更好。

跑步的基本技巧

跑步时神经系统的运行机制容易被人们忽视，也许是因为它的动作看起来太简单了，就像我们在蹒跚学步时做的那些动作。想要跑得好，中枢神经系统和肌肉要做很多事情。正如行走动作的重复可以使蹒跚学步的孩子越走越稳当，特定的跑步动作的重复也会使肌纤维形成固定的记忆模式，从而更有效地利用肌肉力量，使跑步的过程更为顺畅。

每个跑步者都必须承认，没有完美的跑步技巧。但当你为了更瘦、更健康而跑步时，努力做到以下几点肯定是没错的：

◆ 脚落地时，尽可能直接落在臀部下方，这样会使你的步伐更加顺畅。由于大部分跑鞋具有缓冲功能，所以慢跑时脚跟着地也没有什么问题。但注意步伐不要过大，不要让脚跟突然落在身体前方，这样不仅会降低速度，关节还无法承受脚落地时产生的巨大冲击力，从而对身体造成伤害。你跑得越快，就越能自然而然地用前脚掌着地，以上问题也就不存在了。

◆ 一定要有意识地训练自己尽可能轻快地跑步，每一步都主动弹离地面，而不是被地面反弹出去。

那手臂呢？手臂的动作在跑步中重要吗？很高兴你能提出这样的问题。手臂的动作当然很重要，因为它能使身体保持平衡。

牛顿告诉我们，每个作用力都有一个大小相等、方向相反的反作用力。手臂快速、强有力的摆动和腿部快速、强有力的迈动就是这样一组作用力与反作用力。手臂摆动错误，腿部也会以错误的方式进行力的补偿。因此，在练习了如何迈开双腿，双脚如何直接落在臀部下方之后，我们还要关注手臂的动作。

◆ 大臂靠近身体，自肩膀处前后摆动，小臂与身体形成一个微小的夹角。保持动作的可控性和紧凑性。

◆ 在跑步过程中，肘关节屈曲 90° 或略小于 90° 。

◆ 手臂摆动不要超过胸部中线，否则身体就会开始左右扭动，形成不良的侧向运动。

◆ 手掌朝向身体，双手放松，仿佛轻轻拿着薯片。小心，不要将薯片捏碎。放松手臂，使上半身全无压力。

◆ 手臂快速、紧凑地摆动。腿部会随手臂自然运动，因此手臂快速摆动意味着腿部也会快速迈动。也就是说，加快手臂摆动的节奏可以跑得更快。

◆ 上半身尽量不要前倾，保持稳定，只允许手臂和双腿运动。

跑步练习动作

和弹钢琴、骑自行车等技能一样，跑步也需要不断地练习。专门针对跑步动作进行的练习，会在中枢神经系统中形成固定记忆，从而提高跑步技巧和协调性。由于跑步练习扩大了关节的活动范围，因此身体的灵活性也会随之提升。

在做本章的跑步练习时，你要在每组和每个练习之间都安排一定的休息时间来使身体恢复，以避免疲劳造成姿势的不正确。如果练习时姿势不对，还不如不练习，因为那样会产生不良习惯并将其固化在记忆里。

仔细思考和揣摩所有动作，并专注于你所做的事情。这些跑步练习以及你通过它们掌握的正确的跑步技巧，有助于提高你的跑步效率，使你的跑步更加容易。人们之所以停止跑步，往往是因为跑得很艰难、很痛苦。因此，要想很好地把跑步坚持下去并感受跑步的轻松愉悦，就认真开始练习吧！

高抬腿走

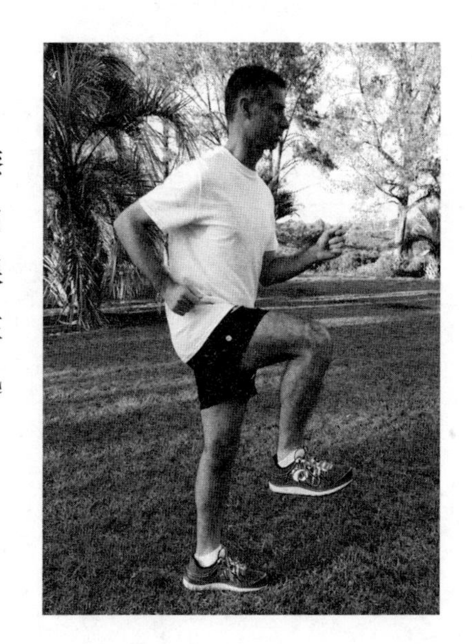

像军乐队成员那样走路，抬高膝盖直至大腿与地面平行，让髋部屈曲90°。小腿与大腿垂直，脚趾平伸，踝关节屈曲90°。腿放下时，要直接落在臀部下方，以脚掌中部着地。动作要迅速、轻巧，做2~4组，前进30~40米。

高抬腿跳

这个练习与高抬腿走类似，但是要跳着完成。抬高膝盖直至大腿与地面平行，让髋部屈曲 90°。膝盖抬起的同时进行单脚跳。和高抬腿走一样，小腿要与大腿垂直，脚趾平伸，踝关节屈曲 90°。腿放下时，要直接落在臀部下方，以脚掌中部着地。动作要迅速、轻巧，做 2~4 组，前进 30~40 米。

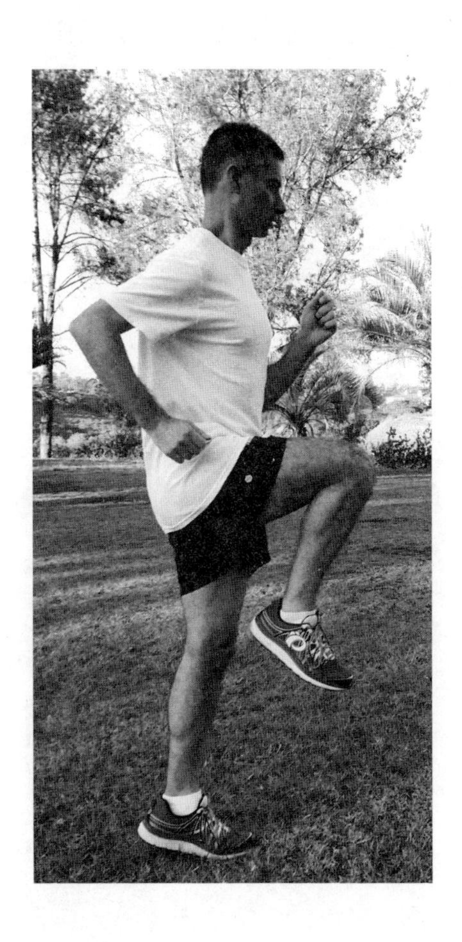

高抬腿跑

这个练习与高抬腿走和高抬腿跳类似，但要在跑动中完成。双腿要像缝纫机的针头那样，尽可能快地上下运动。可以将地面想象成热炭，一触及就迅速抬脚。和上面两个练习一样，抬高膝盖直至大腿与地面平行，让髋部屈曲 90° 。小腿要与大腿垂直，脚趾平伸，踝关节屈曲 90° 。腿放下时，要直接落在臀部下方，以脚掌中部着地。跑动时躯干保持竖直，不要前倾或后仰。动作要迅速、轻巧，做 2~4 组，前进 30~40 米。

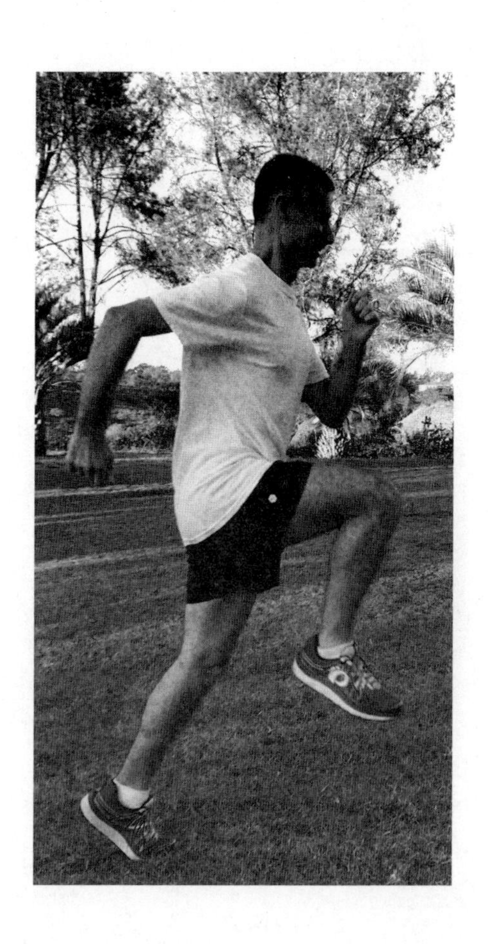

后踢腿跑

快速向后屈小腿，尽量用脚后跟去踢屁股。在向后踢的过程中，膝盖尽量不要向后移动。腿放下时，要直接落在臀部下方，以前脚掌着地。动作要迅速、轻巧。做 2~4 组，前进 30~40 米。

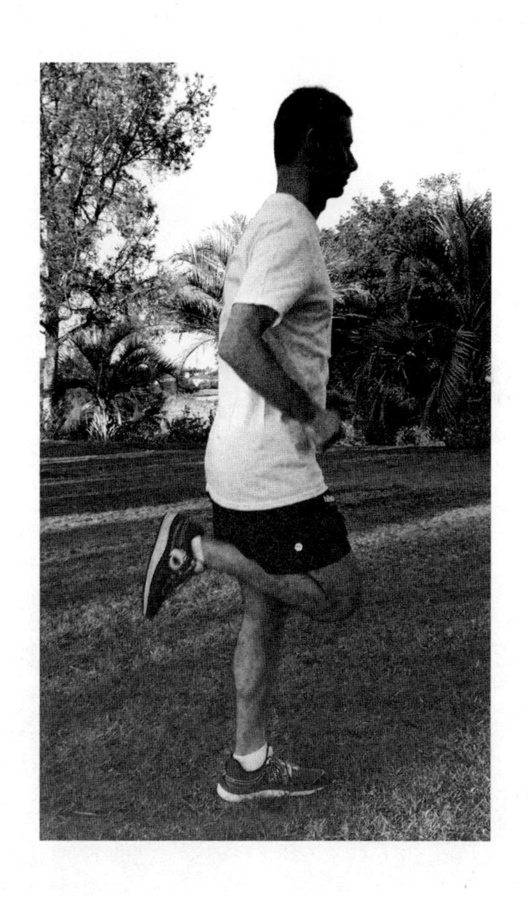

支撑腿循环

这个练习包括了之前的所有练习。用手轻轻抓着栅栏、柱子或一棵树站立，但不要弯腰。先抬起一条腿，让大腿与小腿垂直（和高抬腿走一样）。然后将腿放下，向后踢。接下来，屈膝，带动小腿向前、向上抬起，直到小腿与地面平行。重复上述动作时，心中默念："落地、踢腿、抬膝盖；落地、踢腿、抬膝盖……"每条腿做 2~3 组，每组重复 20 次。

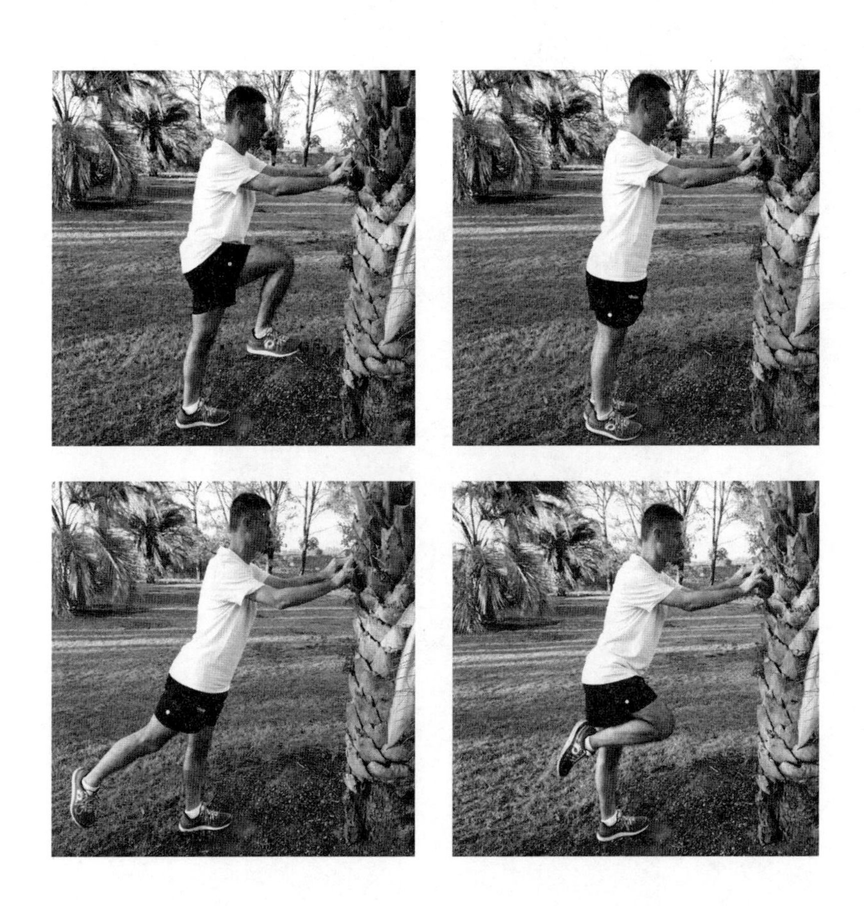

跨步跑

跨步跑是可控的冲刺跑，持续 10~20 秒。这个练习让你有机会重复上述所有练习。其目的是体验快速、流畅的感觉，所以不要强迫自己跑得太快。要放松并专注于快速移动的双腿，以增加步频。一条腿向前迈动时，应让身体后面的那条腿自臀部向下尽量伸直，以增加步幅。要在平地上练习，每次进行 8 组跨步跑，每组跨步跑之间尽可能安排足够的休息时间让身体得以恢复。在充分练习前面的 5 个动作后可以加入跨步跑，具体方法是：在每个动作结束后立刻进行 10 秒左右的跨步跑，以加强对该动作的记忆，更好地应用于跑步。

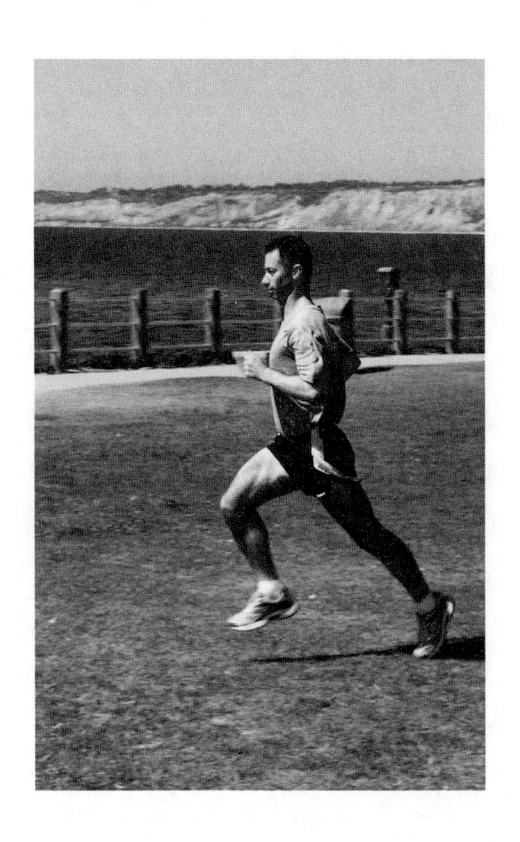

跑步训练类型

那些从不跑步的人经常问我如何开始跑步，就像绝地武士们向尤达大师请教一样，好像有什么独到的智慧需要领悟。如果我用最纯正的“尤达音”说：“只管去跑吧，你能做到的。”那些人总是非常惊讶。

跑步，甚至是开始跑步的想法，都有可能吓倒很多人。但事实上，跑步是最简单易行的运动。只要穿上跑鞋，走出家门，就可以开始跑步了。就这么简单。别担心你跑起来的样子会很难看。即便只能跑 30 秒，那又怎样呢？你不必像肯尼亚人那样跑步。如果你只能跑 30 秒，那就跑 30 秒；如果能跑得更远，那就跑得更远。一开始你甚至可以不跑，只是走上 5 分钟。但是，不要像在夕阳下的海滩上那样散步，也不要像是去赶马上就要起飞的飞机。要以燃烧脂肪、变得更瘦和更健康为目标去走路，但也不要拼命。快走 5 分钟后，再跑 30 秒，或能跑多久就跑多久。“跑步—走路—跑步—走路”这种循环模式，坚持 30 分钟肯定是没问题的，而且第二天还能继续。随着时间的推移，随着身体的适应和身体素质的提高，慢慢地你一次就能跑 60 秒了，接下来是 2 分钟、4 分钟……很快，跑 30 分钟对你来说也不是什么难题了。

这，就是开始跑步的最好方法。

在走路和跑步的过程中，要缓慢而持续地增加你的跑步距离和跑步速度。可以先从增加跑步距离开始。成为一名跑步者没有捷径，减肥更是如此，你必须有足够的耐心。就像生活中的许多事情一样，减肥也需要一个过程，你不会在 6 个月内增加那么多的体重，所以也不要指望在 6 个月内就能减掉它。你必须每天都努力推进一点，慢慢地进步，让身体逐渐适应。你无须追随别人的步伐匆匆忙忙地生活或推动你的减肥进程，你要做的只是按照自己的节奏来完成这一切。

如果你已经是一名跑步者，或者至少有过跑步的经历，那么你就不能再通过最基础的跑步训练来减肥了。你需要提升跑步训练的难度，也就是说，你需要跑得更多、更快。这是一件非常美好的事情，因为它不仅能帮助你继续减肥，还能让你成为一名更成熟、更优秀的跑步者。

那么，哪种跑步方式能在最短的时间内减掉最多的体重呢？其实很简单，只要跑就可以了。你可以慢跑，也可以快跑；你可以长时间跑，也可以短时间跑；或者将这些方式进行任意组合。这样，即使你从未参加过比赛，也可以成为一名资深的跑步者。成为资深跑步者后，你就能够承受更长的跑程和更高的跑步强度，这将使你的身体素质大大提高，使你的生活充满活力，并保证你能够达到减肥目标。

由于跑程可以以距离（千米）来衡量，因此很容易看到你的进步。例如，你可以看到自己在第 1 周里只能跑 8 千米，但 3 个月后你每周就可以跑 32 千米了！如果你是更高级别的跑步者，那么你可以从每周 48 千米开始，直到 3 个月后每周跑 96 千米！这些都是重大的进步，会让你真真切切地看到自己如何燃烧了大量热量。

想要看到自己的进步，就需要坚持跑步。如果你三天打鱼两天晒网，这周跑三天，下周跑两天，下下周跑一天，再下周一天都不跑，随后一周又跑两天，那么就需要花更多的时间才能看到进步。尽管跑 1 小时可以燃烧 600~800 千卡热量，把这种热量消耗放到一天内去看，似乎很可观，但如果一周只跑这么一次，那么它对你的体重不会有什么明显的影响。每天跑步会增加你燃烧的热量，这样随着时间的推移，跑步才能成为你实现减肥目标的重要因素。如果你确实想收到成效，就坚持跑步吧，不断积累你的热量赤字——日复一日，月复一月，年复一年，日积月累。

“很多人运动不足，吃得却很多，因此运动中消耗的热量便不足以让体重减轻。”

人们没能减掉期望减掉的体重，最重要的原因就是没有积累足够多的热量赤字。新泽西州蒙特克莱尔州立大学和路易斯安那州巴吞鲁日市彭宁顿生物医学研究中心的科学家们进行了关于运动和减肥的研究。结果发现，很多人运动不足，吃得却很多，因此运动中消耗的热量不足以让体重减轻。

有氧跑

有氧跑也许是增强身体燃烧脂肪能力最简单、最有效的方法。那么，究竟什么是有氧跑呢？其实，除非你跑得很快，不然几乎所有跑步都是有氧跑。关于这一点，我们稍后还会进行详细讨论。

也许你还记得高中生物老师说过的：肌肉里全是“强大的线粒体”。事实的确如此。在线粒体内部，碳水化合物和脂肪经过一系列复杂的化学反应被氧化并产生能量，这一过程被称为“克雷布斯循环”（即三羧酸循环）。它是以其发现者——生物化学家、诺贝尔奖得主汉斯·克雷布斯（Hans Krebs）的名字命名的。

有氧跑是线粒体增殖的有力刺激因素，因为线粒体是细胞进行有氧呼吸的主要场所。起初，你的身体沉重、笨拙，所以跑步时效率很低，需要大量碳水化合物来提供能量。但是经过几个星期、几个月的跑步练习后，你会建立全新的新陈代谢机制——克雷布斯循环。由于碳水化合物储存量的降低会威胁肌肉的健康，因此身体将更多地依靠脂肪来提供跑步所需的能量，从而降低对碳水化合物的依赖。这种变化将使你燃烧更多的脂肪而不是碳水化合物，这是有氧运动带来的标志性改变之一。

1967 年，约翰·霍罗兹（John Holloszy）博士在华盛顿大学医学院通过研究跑步机上实验老鼠的肌肉，首先提出了线粒体与肌肉消耗氧气的能力之间的联系，对骨骼肌的适应性提出了许多独到的见解。一般来说，氧气的需求量越大，骨骼肌的适应性就越好。也就是说，跑得越多，产生的线粒体就越多；线粒体越多，氧气的利用能力就越强；氧气的利用能力越强，燃烧的热量就越多。（记住第一章里的数据：每消耗 1 升氧气燃烧 5 千卡热量。）

尽管比较耗时，但每周进行更多的有氧跑的确是燃烧更多热量最直接的方法。如果你现在体重太重，跑更长的距离可能会比较困难，但只要坚持，你最终还是可以完成的。每跑 1.6 千米大约消耗 110 千卡热量（根据你的体重和你跑步时消耗的氧气量上下浮动），如果你每周跑 8~16 千米的话，就可以消耗 550~1100 千卡热量。

虽然其他有氧运动也可以帮助你减肥，但跑步因其巨大的热量消耗，能够更有效地减轻体重和降低体质指数。跑步能让你减少身体脂肪，让你有能力进行更多的运动并提高运动强度，从而燃烧更多的热量，最终形成良性循环。

长距离跑

长距离跑能燃烧大量热量，也能帮助你发现生活的意义。许多人生问题都可以在 32 千米的跑步过程中得到解决。当然，你不需要跑那么远，除非你正在为马拉松比赛做准备。跑得越远，消耗的热量就越多，同时还可以使肌肉更高效地利用燃料，更多地依赖脂肪供能。建议每周进行一次长跑，距离明显比其他跑步练习长就可以。如果觉得有困难，可以将跑步速度放慢，以跑完全程。如果不得不停下来走一段，那就走一段，只要这次跑步最终比你习惯的距离更远就好。如果因为跑得太快而不得不中止长跑，那就得不偿失了。

无论快与慢，跑 16 千米都会消耗 1100 千卡热量。只有在为了时间而不是距离跑步时，配速才显得重要。例如，如果你有 30 分钟的跑步时间，那么在这 30 分钟里你跑得越快，消耗的热量就越多，因为在单位时间内你跑的距离更远。如果规定只跑 4.8 千米，那么无论是在 15 分钟内跑完还是在 30 分钟内跑完，燃烧的热量是一样的。另外，你的体重越重，每跑 1 千米消耗的热量就越多，因为需要消耗的氧气更多。

跑步或走路的距离越长，随后的新陈代谢率升高得就越多，高新陈代谢率持续的时间也越久。《运动医学与科学》（*Medicine & Science in Sports & Exercise*）发表的一项研究称，以轻快的步伐走 60 分钟，比以相同的步伐走 20 分钟或 40 分钟后的新陈代谢率更高。另外，步行的时间越长，新陈代谢率恢复到运动前水平的时间越长，步行 20 分钟、40 分钟、60 分钟后，各需要 2 小时、3.5 小时和 7.5 小时才能恢复到运动前的新陈代谢水平。发表于《加拿大运动科学》（*Canadian Journal of Sport Sciences*）的另一项研究表明，运动时间从 30 分钟增加到 45 分钟后，运动后新陈代谢率提高了 1 倍以上；运动超过 60 分钟后，新陈代谢率提高了 5 倍以上。长跑在跑步过程中和跑步后燃烧的热量都较多。

节奏跑

节奏跑是达到有氧上限的舒适的高强度跑，又称为“乳酸门槛跑”。节奏跑可以被视为高强度的、可控的有氧跑。在进行节奏跑的过程中，不要试图加快速度，而要在尽可能长的时间里保持一定的配速，让有氧跑得以持续（在第四章里我们将学习如何设定配速）。由于其更快的配速和相对舒适的高强度，节奏跑可以比一般的有氧跑燃烧更多热量。

有氧动力跑

有氧动力跑是快跑，可以让肌肉消耗氧气的速率达到最高。为了理解什么是有氧动力跑，你现在就去跑步吧。开始时速度不要很快，让你的呼吸慢而浅，心率加快但不明显，你甚至可以一边跑一边和朋友交谈。这个配速让你感觉你能一直跑下去。然后开始加快速度，此时你的呼吸开始变得沉重，不得不停止说话，专注地进行呼吸；心率开始上升；肌肉内血液的流量增加，肌肉开始消耗更多氧气。接着，你要再把速度加快一些，让你消耗的氧气量继续增加，以满足跑步的需求。速度继续加快，直到你的有氧引擎高速运转，你会跑得气喘吁吁，你的肌肉也会尽可能多地消耗氧气。这样的配速是你达到最大摄氧量时的配速。

当你的摄氧量达到最大值时，心血管系统会非常努力地工作——你的心率、每搏输出量（心脏每跳动一次一侧心室泵出的血液量）、心输出量（心脏一侧心室每分钟泵出的血液量）都将达到最大值。许多不锻炼的人总是害怕心动过速，因为他们认为这对心脏是有危害的。事实上，这是强壮心脏的最好方法之一。你的最大摄氧量代表你的有氧引擎力量的大小，是衡量有氧健身效果的最佳指标。引擎力量越大，氧气消耗越多、越快，有氧代谢能力也就越强。

由于身体先达到最大摄氧量，然后才达到乳酸阈，因此有氧动力跑实际上也具有部分无氧运动（不依赖氧气）的性质。也就是说，当你的配速超过达到最大摄氧量时的配速，支持该配速的大部分能量将由无氧方式提供。

有氧动力跑的重点是为你提供更强有力的有氧引擎，就像对心脏进行力量训练。提高了心血管系统的能力（心脏将血液和氧气泵入肌肉及其他器官的能力），也就提高了最大摄氧量。

无氧跑

承认吧，当你第一次开始实施跑步计划时，任何配速对你来说都是困难的。你会气喘吁吁，几乎能把房子吹倒。然而，当你逐渐进入状态后，你会不断提升自己的跑步速度，从慢速到中速、快速……直至达到像是被肯尼亚人拽着跑的速度。

与慢速有氧跑相反，快速无氧跑不需要氧气参与。当你像课间的小孩子一样，在操场上狂奔时，这种短时间内的快速奔跑是不需要氧气参与的，因为你的心血管系统根本无法及时供应氧气来满足肌肉的代谢需求。换句话说，你的配速使你对氧气的需求远远大于供应。当这种情况发生时，会产生许多副作用，你会感到疲劳并放慢速度。

大多数人，特别是刚开始实施跑步计划的人，都害怕快跑。但是，快跑会引发很多身体内部的变化，它们对你是有益的。当你的代谢引擎加速运转时，会增加无氧代谢途径中催化反应的酶的数量。其中一个途径叫作糖酵解，也就是葡萄糖的分解。无氧跑完全依靠葡萄糖的分解产生能量，它会让你的身体更好地利用葡萄糖而不是将其转化为脂肪储存起来。如果你定期以这样的方式运转你的代谢引擎，使肌肉依赖葡萄糖供能，那么你摄入的碳水化合物就不会转化为脂肪，而将被用来代替跑步时消耗的葡萄糖。

快跑对肌肉也有很大的好处，它会提高强有力的快肌纤维的含量，增强训练者的力量并使肌肉更加紧实。因此短跑运动员的身体通常都很健壮。

间歇跑

作为世界上最佳跑步者的训练秘诀，间歇训练成了健身界的新潮流。从竞技运动员到隔壁的老奶奶，似乎人人都在进行间歇训练。

增加最大摄氧量的最佳方法之一就是间歇跑，也就是以与最大摄氧量相对应的配速全力快速跑 3~5 分钟，然后以较慢的配速跑 3~5 分钟进行恢复。间歇跑是提高心肺功能、快速燃烧大量热量的最佳方式之一。

许多运动员在20世纪上半叶就开始采用间歇训练法了，比如前捷克斯洛伐克长跑运动员埃米尔·扎托佩克（Emil Zatopek），他不仅自己这样训练，还将这种训练方法进行了推广。这位优秀的跑步者在1948年奥运会上夺得了5千米跑和10千米跑冠军，1952年奥运会的5千米跑、10千米跑和马拉松比赛冠军也被他收入囊中。

到了20世纪60年代，瑞典生理学家佩欧拉夫·阿斯特拉德（Per-Olaf Åstrand）在实验室里利用健身自行车进行研究发现，将一定量的练习分解成小块，人们就能以更高的强度去完成它。这一点现在许多教练和跑步者都应该是知道的。例如，5组4分钟跑加休息，比连续跑20分钟跑得更快；10组2分钟跑加休息，比5组4分钟跑跑得更快；20组1分钟跑加休息，比10组2分钟跑跑得更快。连续跑步时间（或距离）越短，总时间（或距离）内跑得就越快。听起来显而易见，但这一发现却是间歇训练的基础。

在阿斯特拉德开始研究的前30年，德国教练瓦尔德马·格施勒（Waldemar Gerschler）和德国弗莱堡大学生理学家汉斯·赖因德尔（Hans Reindell）研究了间歇训练对心血管的影响。结果表明，可以改善心血管系统功能的刺激，只有在跑步的恢复期，也就是心率开始降低时才会出现。因此，训练的重点要放在如何设置恢复间隔上。在格施勒和赖因德尔的原始间歇训练法中，以30~70秒为一个跑步期，强度为心率提高到每分钟170~180次；然后是恢复期，当心率降到每分钟120次时，意味着可以开始下一个跑步期了。

在恢复期，因为跑步者已经停止快跑，所以心率会迅速降低，但心脏和肺部仍有大量血液回流，以便清除二氧化碳并吸收更多氧气。由于心率迅速降低（下降速度越快就表示你的体能越好，因为健康的心脏能够更有效地泵血），大量血液返回心脏，会导致每搏输出量的短暂增加。每搏输出量在恢复期会达到最高峰，因此，训练过程中恢复间隔越多，心脏的最大每搏输出量和心血管系统得以改善的机会就越多。这对那些不想在健身房待上两小时的忙碌人士来说，无疑是个好消息。

间歇训练一般会用到以下 4 个变量：

1. 每个跑步期的时间（或距离）

2. 每个跑步期的配速

3. 每个恢复期的时间

4. 跑步期和恢复期重复的次数

这 4 个变量有很多种组合方式，从而保证你有更多改变自己训练方式的可能，避免感到无聊。虽然跑步者往往更关注每个跑步期的配速和距离，但跑步与恢复相结合使间歇跑不同于持续跑，它的好处在于恢复间隔对训练效果有巨大的影响，所以恢复间隔对于训练的设计和成效非常重要。

本书中的跑步训练计划包括各种间歇跑，其中最常用的有上坡跑和双倍跑。

上坡跑

许多跑步者对上坡跑爱恨交加，因为上坡跑很艰难。但上坡跑的回报是惊人的。由于上坡跑调动了许多肌肉，所以能够燃烧更多热量。到达坡顶后，剧烈的心跳和急促的呼吸足以证明上坡跑对心血管系统的巨大影响。它相对更容易提高心率，而且当肌肉努力与重力对抗时，对腿部和臀部也是极大的锻炼。在第四章的跑步训练计划中，你会看到几种不同类型的上坡跑：坡度越来越陡的上坡跑；坡度一直很陡，然后开始下降的上坡跑；坡度不断变化的上坡跑。它们会让艰难的上坡跑变得相对有趣，不那么枯燥。

双倍跑

这是一种先进的减肥策略，即每天跑步两次，使每天和每周的跑程超过平时，从而增加燃烧的热量。虽然每天跑两次需要更多的时间，但是从生理和心理角度来说，早上跑 3.2 千米，晚上跑 6.4 千米（总共 9.6 千米）和一次性跑 9.6 千米比起来，前者显然更容易被接受。

有研究表明，双倍跑不仅会使运动过程中的热量燃烧更高效，而且对运动结束后的热量燃烧也有帮助。将距离或时间较长的跑步计划分为两段完成，运动时和运动后的新陈代谢率均会得到提升。在一项研究中，受试女性以同样的强度，一天跑 50 分钟，另一天跑两个 25 分钟。尽管跑步花费的总时间是一样的，但与单次运动相比，分两次运动后新陈代谢率提高得更多。因此，我们可以得出这样的结论：每天跑步两次，你会得到两次更高的代谢回报。

当然，有时间每天都跑两次的人是很少的，但如果可以的话，建议你每星期安排几次进行尝试。另外，如果觉得只跑步太单调了，希望用其他运动进行调节，也是可以的。例如，早上跑 3.2~4.8 千米，晚上进行其他有氧运动或阻力训练。只要运动，不管哪种类型，都会因为运动后新陈代谢率的迅速提高使你燃烧更多热量。运动得越多，燃烧的热量就越多。

在跑步机上跑步

我曾经指导过一位从 20 多岁就开始跑步的女士。她告诉我，刚开始跑步的时候，她很害怕去户外跑步，所以选择了跑步机。

现代跑步机于 1952 年首次用于锻炼。最初，西雅图市华盛顿

大学的罗伯特·布鲁斯（Robert Bruce）和韦恩·昆顿（Wayne Quinton）让他们的病人在跑步机上行走，以便监测其心脏功能。后来，跑步机才慢慢成为健身房里最流行的有氧训练器械。

许多初跑者喜欢在跑步机上开始跑步，因为跑步机的可控环境令其放心。他们下意识地认为，跑步机是安全的，即使有什么事情发生，你也在健身房里，而且没有谁会在跑步机上迷路。

在跑步机上跑步其实比在户外跑步更容易，因为与在地面上跑步相比，它燃烧的热量更少，这种情况在跑步速度较快时尤其明显。在跑步机上跑步，因为是原地运动，所以没有空气阻力的影响；脚落地时，跑步带会将训练者向后拉，因此肌肉也不必那么用力。但不可否认，因为可以控制坡度和速度，跑步机仍然是一种进行特定训练的极好器械。在跑步机上进行上坡跑和节奏跑训练再合适不过了。

对有些人来说，去健身房的跑步机上跑步可能会有些难为情，特别是那些严重超重的人。但是我想说：不要被那些穿着紧身衣在健身房里四处“炫耀”自己完美身材的人吓倒，更不要在意谁一直盯着你看。要知道，他们也是从超重和走样的身材开始训练的，他们完全可以理解你的感受！而且，很可能大家都专注于自己的训练，并不会有人注意到你。

补充训练

补充训练都是非跑步运动，如交叉训练、阻力训练和拉伸训练等。虽然这些运动不会对跑步的效果产生直接影响，但可以提高机体整体的健康水平，并在你不跑步的日子里帮助你燃烧热量、增强肌肉力量和身体灵活性，使你能够承受更大的跑程，降低你跑步时受伤的概率。你可以把补充训练看作正式跑步训练的准备活动。

交叉训练

如果你是初跑者，刚开始的时候不要每天都去跑步。但是，由于你每天都要吃东西，所以你需要消耗热量，来保持体重的下降。这时，交叉训练是你最好的选择，比如游泳、骑自行车、循环训练等锻炼心血管的运动，都是对跑步很好的补充。虽然交叉训练不会直接让你成为更好的跑步者或燃烧大量脂肪，但它的好处也是显而易见的：

- **能够提高跑步以外的有氧适能。**如果你是初跑者，不要期望每周能跑 50 千米或更多，因为达到这种跑程需要时间。在不跑步的时候，可以通过交叉训练对跑步进行补充，以提高有氧适能，这样可以避免一开始就跑得太多给身体带来的压力，降低受伤风险。
- **有助于减肥。**除了提高有氧适能外，交叉训练会增加每周燃烧的热量，这有助于实现减肥的目标，而且体重减轻会使跑步变得更加容易。
- **在受伤时能够保持心肺适能。**受伤会影响跑步，此时进行交叉训练可以避免直接对受伤部位施加压力，从而在损伤愈合期间保持训练状态。这样，当你再次开始跑步时，心肺功能和你的身材一样，都不会走样。
- **能够锻炼不同的肌肉。**交叉训练有助于增强不参与跑步的肌肉（如上肢肌肉）的力量，并使参与跑步的肌肉得到恢复。
- **能够减少过度运动引起的损伤。**交叉训练会改变训练强度和训练量，并将压力分散到不同的肌肉上，从而减少过度运动引起的损失。

- **能够促进艰苦训练后的恢复。**在间歇跑或长跑后进行交叉训练，可以将充满氧气和营养物质的血液运送到肌肉内，不会对参与跑步的肌肉和关节产生新的压力，有利于它们的恢复。
- **能够提高身体的灵活性。**跑得多了会造成某些肌肉收紧，如腘绳肌和小腿肌。交叉训练的运动方式与跑步不同，能够通过更大范围的肢体活动来提高身体的灵活性。

如果你严重超重并且有骨科疾病，那么刚开始的跑步可能会受限。此时，交叉训练是让你启动训练计划并开始燃烧热量的最好的方法。很多人需要在着手跑步前先减肥。没关系，跑步是一项长期目标，从交叉训练开始努力吧。只要你行动起来，跑步会在不远的前方等着你，并陪你一直走下去。

阻力训练

8 年级时，我打破了学校的引体向上纪录。校长颁发的荣誉证书现在仍被我骄傲地挂在墙上，时常用来向别人炫耀。尽管这是很多年前的事了，或许某个刻苦的孩子早已刷新了我的纪录，但这都无关紧要，因为我在意这份成绩。记得我当时拥有最强壮的肱二头肌和前臂，喜欢通过引体向上吸引同学的注意力。妈妈甚至买了一根引体向上杆横在我卧室的门框上，以便我在家里也可以练习。那时，我每天做引体向上，并从中明白了一个道理：有强度才有力量。

这些年来，为了给跑步留出更多时间，我远离了高强度阻力训练（也被称为力量训练或重量训练），有个朋友甚至认为我对阻力训练有些厌恶。作为一名举重迷和制作了许多训练视频的团体健身指导员，她指出我的训练是不均衡的。

事实上，我对阻力训练一点都不厌恶，只是和跑步比起来，它无法给我提供足够多的满足感。当你迷上跑步后，你也会有和我同样的感觉。也许有一天，我会加强上肢阻力训练，使我的肱二头肌像小腿一样强壮。但我不知道这一天什么时候到来。

抛开个人偏好，我承认朋友说的没错，因为没有人会把房子建在岌岌可危的地面上。如果你的肌肉、骨骼和肌腱由于多年不运动而变得虚弱，那么你就不能承受跑步带来的压力。因为肌肉的作用是维持关节稳定，如果关节周围的肌肉软弱无力，关节就可能发生损伤。因此，在开始跑步训练之前，你要检查自己的身体状态，然后根据情况进行一些阻力训练来提高脚踝、髋外展肌、大腿内收肌、股四头肌、小腿肌和躯干的力量。这有助于你支撑关节，降低受伤的风险。在选择训练项目时，不要拿训练了多年的我为参照，而要正视这一点：如果你受伤了，就只能坐在沙发上看《跑步者世界》（*Runner's World*）而没法去跑步了。这对想要减肥的你来说，是多么可怕的一件事啊！

当你只通过节食减肥时，减掉的大部分体重来源于肌肉。运动减肥则会在帮助你维持肌肉量的同时，减掉大部分脂肪（确实很多）。尤其是阻力训练，它维持肌肉量的效果甚至超越了跑步。因此，在跑步之余进行一些阻力训练可以更好地防止肌肉流失。

阻力训练也能帮你减脂，因为它会燃烧掉你摄入的多余热量。例如，在宾夕法尼亚州立大学的一项研究中，35 名超重的男性被随机分为 4 组。第一组：只限制饮食；第二组：限制饮食 + 有氧运动；第三组：限制饮食 + 有氧运动 + 阻力训练；第四组：对照组。有氧运动使用包括跑步机、健身自行车、划船机和台阶机在内的各种运动器械训练 30~50 分钟，心率保持在最大心率的 70%~80%。阻力训练每次 1~3 组，强度保持在中等强度到高强度之间。两个运动干预组每周要接受 3 次训练，持续时间为 12 周。

12 周后，3 个饮食干预组的成员体重下降明显，并且下降幅度相似，分别为 21.21 磅、19.78 磅和 21.78 磅。然而，第一组成员减掉的体重里，只有 69% 是脂肪；第二组成员减掉的体重里 78% 是脂肪；第三组成员减掉的体重里 97% 是脂肪，这个比例无疑是惊人的。

除了打造身体基础和保持肌肉量外，阻力训练还有许多其他的好处。

- **能够改善外貌与自我形象。**阻力训练就像雕刻黏土的艺术家，会在遗传的限制范围内，尽力雕刻你的外貌，让你更加自信。
- **能够增强耐力。**阻力训练可以增强你的肌肉力量，从而延缓疲劳，增强耐力。在你迈步时，脚与地面接触的时间非常短，肌肉没有足够多的时间产生最大的力量。因此，尽可能快地产生尽可能多的力量就显得非常重要了。阻力训练通过增强肌肉力量，可以让肌肉在更短的时间内获得更强的收缩力。
- **能够改善大脑与肌肉之间的沟通。**阻力训练对大脑的影响也很重要。例如，举重训练可以刺激中枢神经系统，以便大脑更快地调动肌纤维。这就像从拨号上网变成宽带上网一样。大脑调动肌纤维的速度越快，肌肉工作的速度也就越快，你跑得就会越好。
- **能够改善运动姿势，提高身体的协调性。**阻力训练打造的强壮的肌肉可以帮助你更好地运动，并能让你在疲劳时仍然保持正确的运动姿势，从而帮助你跑得更好。此外，它还可以改善身体结构，提高身体的协调性。
- **能够增加肌肉量，预防随年龄增长而出现的肌肉流失。**随着年龄的增长，身体的一个明显变化就是肌肉量减少，从而降低了身体的耐力和爆发力。阻力训练可以防止肌肉流失，甚至可以让流失的肌肉重新恢复。
- **能够增加骨密度。**随着年龄的增长，骨骼变得脆弱，患骨质疏松（这是一种常见的退行性骨骼变化）的风险不断增加。阻力训练对骨骼的影响非常大，它能使骨骼更加致密，从而减少骨损伤（如应力性骨折等）的风险。

说服男性进行举重训练并不难，因为大多数男性都希望自己可以拥有像穴居人一样的胸肌，那是力量的象征。但女性往往对练习举重非常抵触，因为她们认为举重会使其看起来肌肉块更大，更加男性化。

其实，肌肉是否会增大，取决于3个因素：性别、遗传因素和训练的强度及方式。男性由于睾酮分泌量较多，因此肌肉块会比女性的更大。从遗传学上讲，有些人体内睾酮含量更高并有更多强有力的快肌纤维（支持无氧运动），从而更容易获得较大块的肌肉。女性要想产生大块肌肉，就必须有超出常量的睾酮和非常多的快肌纤维。但受性别和遗传因素的限制，这显然是不可能的。于是，训练强度就成了3个因素中女性唯一能够控制的因素。当你进行举重训练和其他无氧运动（如短跑）时，肌肉的增长不会使女性看起来更像男性，只会使她们的肌肉线条分明，更加性感。

而且，增加的肌肉量也不能太多。虽然拥有的肌肉量和燃烧的热量之间成正比，但是增加太多的肌肉会影响跑步的能力。跑步者不能像健美运动员那样拥有超级发达的肌肉，否则就会对肢体产生一定的束缚。因此，专注于跑步减肥的人，只需将阻力训练作为跑步的有效补充即可。

如果你以前从未进行过举重训练，那么它可能会让你心生畏惧。而且，当你看到许多种不同类型的练习、举起的重量、重复的次数和组数以及每组间的休息时间时，你可能会觉得这太复杂了。但实际上，在健身房举重和将4岁的孩子举到头顶并没多大区别，它只是让你达到减肥目标的一种更为特殊的方式。

除了举重用的杠铃，可以用于阻力训练的器械还有很多，比如哑铃、负重器械、阻力带，你甚至可以进行自重阻力训练。使用哪种器械并不重要，因为肌肉分辨不出其中的区别，它们只知道应该通过收缩来克服阻力。为了在减轻体重的同时保持肌肉量甚至增加肌肉量，进而使你的新陈代谢也随之发生变化，你的肌肉需要足够强烈的刺激（大重量）来使大量蛋白质降解，相应地也会合成大量的蛋白质。这就意味着你应该放下那些粉色的轻飘飘的 1 磅重的哑铃，去举起足以令肌肉疲惫的重量。如果你使用的重量对你来说足具挑战性，那么在每次练习时，最大的几个肌肉群仅需要一到两组动作就足够。考虑到大重量阻力训练的压力，我建议先花几个星期的时间，用较轻的重量或循环训练来做准备。循环训练是指在一组阻力训练中，你要连续完成多个动作，中间不休息。

成为健身房的新会员后，詹尼尔・埃文斯开始每周去健身房 5~6 次。她在跑步机上走路，并参加了健身训练营课程。她还报名参加了她能找到的每一个本地 5 千米步行 / 慢跑比赛，但每次都是最后一名。

"刚开始锻炼时，我的处境非常艰难，因为我有两个年幼的孩子需要照看。"她回忆说，"而且，我的体重高达 276 磅，确实很难减下去。因此，当我看到体重终于开始减轻时，我深受鼓舞。"

锻炼的同时，她还改变了自己的饮食习惯，放弃了所有油炸食品（她说这在新奥尔良简直是不可能的事）、精制糖和碳酸饮料。一天下午，当她在健身房的跑步机上走路时，看到一位女士跳上她旁边的跑步机。"当我看到她把一杯饮料放在面前的杯架上，而且发现那杯饮料是可可碎片星冰乐时，我惊得差点儿从跑步机上摔下去。要知道，一杯这样的饮料含有 600 千卡热量和 22 克脂肪。我不知道她现在是不是仍然每天都在跑步机上锻炼，希望如此！很多时候，人们对自己的选择并不了解，更不知道那对他们有多糟。"她说。

6 个月后，詹尼尔・埃文斯的体重减至 200 磅，她开始尝试跑步减肥。

当她减掉整整 100 磅后，一个几个月没见过她的人怀疑她做了胃旁路手术。"我当时真想一拳打在她脸上！"她说，"她哪里知道我放弃了多少薯条，又是如何忍住不吃自己孩子的生日蛋糕的；当然更不会知道我的汗水毁了多少副隐形眼镜，不会知道工作中我特意爬到五楼使用卫生间，还有多少个周六我 5 点就起床去参加比赛！她什么都不知道，有什么资格评论我的生活？不过，不用管她了，反正我知道这一切都是我自己挣来的。”

2011 年 10 月，詹尼尔 · 埃文斯完成了自己人生中第一场半程马拉松比赛，参赛时她的体重为 160 磅，比 10 个月前减轻了 116 磅。“如果你在 2011 年 1 月 1 日告诉我，10 个月内我将完成 30 个 5 千米跑、骑行 48 千米、跑完一场半程马拉松，我绝对不会相信。”她说。

一年后，她跑得更远，完成了第一场全程马拉松比赛。2016 年，她跑完了另一场全程马拉松，而且这次还在海里游了 3.9 千米，骑了 180 千米自行车！没错，你猜对了，这是她第一次参加铁人三项赛！

“很多人开始减肥的时候总喜欢说，我要减掉 50~100 磅。但这是一个很大的数字，当目标无法在短时间内实现时，人们就会感到沮丧。而我设定的目标没有那么大。我会说：‘好吧，等我减掉 10 磅的时候，给自己买一双新鞋；减掉 20 磅的时候，买一个新钱包。’每当小目标实现后，我都深受鼓舞，然后再继续设定稍大一些的目标，比如参加一场半程马拉松比赛，然后是全程马拉松比赛，接下来是短距离铁人三项赛，最后是标准铁人三项赛。”

总之，詹尼尔只花了一年时间就成功减掉了 140 磅，她在自己的博客上记录了自己跑步与减肥的经历。

“人们总是问我有没有减肥‘秘诀’，这个真没有。只要你有非常强烈的愿望，想要改变自己的生活，并愿意为之做任何事，你就可以成功。你必须做出牺牲，因为世上没有什么灵丹妙药，只有靠你自己的努力才能实现目标。”

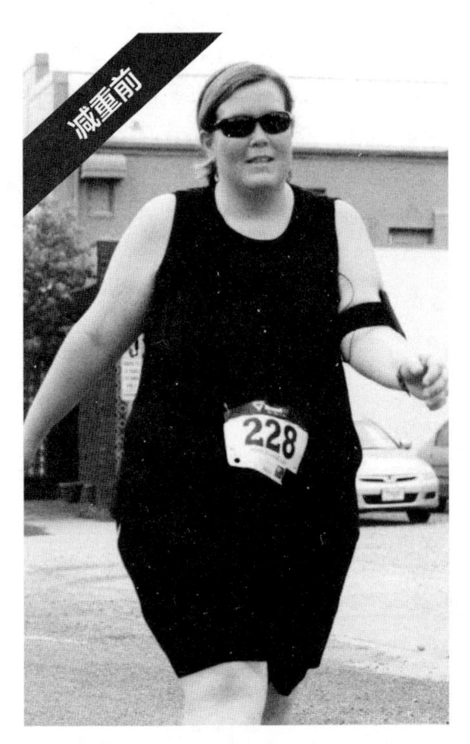

减重前的詹尼尔·埃文斯，体重 276 磅，
参加了许多次 5 千米步行 / 慢跑比赛，
但总是最后一名

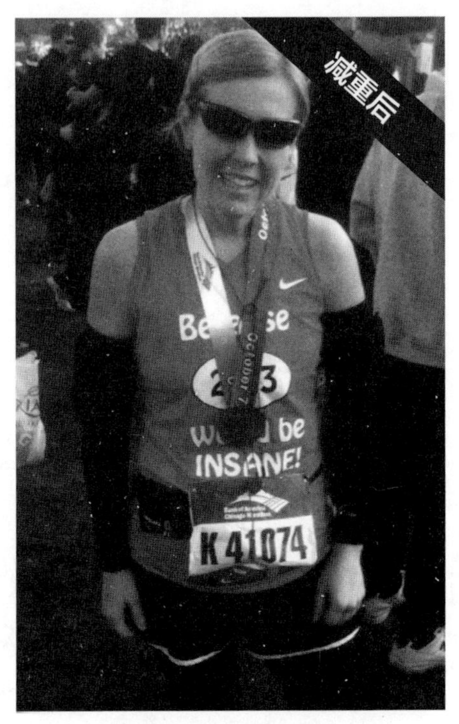

减重后的詹尼尔·埃文斯，
体重 136 磅，
顺利完成了铁人三项赛

第四章

跑步减脂训练计划

“这是学习营养学、生物化学甚至政治学——要知道，很多大公司为了谋求最大利益往往罔顾我们的健康——的绝佳机会。”

加利福尼亚州的圣地亚哥，以生活中的许多美好事物而闻名：阳光、棕榈树、明信片一般的风景、私人游艇、迷人的男女、百万富翁……难怪它被称为“美国最美好的城市”。

如果周日的早上你到圣地亚哥的米慎湾闲逛，一定会注意到一位6英尺高的男子——浅棕色的短发，宽肩膀，穿着圣地亚哥铁人三项俱乐部的运动衫，正沿着木板路跑步。

这位男子名叫罗杰·列什琴斯基（Roger Leszczynski），在康涅狄格州的新不列颠长大，以前是名软件工程师。他每天早上跑16~32千米，白天骑行32~64千米，每天游泳约1千米。

23岁时，他根本不跑步、骑自行车或游泳，体重高达260磅。作为一名举重爱好者，他标志性的一餐一般包括4个双层芝士汉堡以及许多比萨，这些食物很多是含有反式脂肪的。“为了举起更大的重量，我对任何能使肌肉增大的食物来者不拒。”他说，“但是，当我看到块头只有我一半的人举起和我相同的重量时，我意识到，自己可能哪里做错了。”之后，他的父亲第三次心脏病发作，这令他对自己的饮食习惯产生了更强烈的怀疑。

“我有高血压，胆固醇水平与我父亲差不多。”他说，“这让我意识到，下一个心脏病发作的人可能就是我。我重新制订了我的食谱，去掉了所有加工食品和多余的碳水化合物，并在举重训练中加入了有氧训练。当时，10 分钟跑 1.6 千米对我来说简直是一种折磨。”

终于，随着时间的推移和不懈的坚持，罗杰的体重减轻了。他跑得越来越快，身体越来越强壮。直到有一天，他在基督教青年会看到了当地一个 5 千米跑步比赛的宣传单……

你已经读得够多了，也该跑起来了！本章的跑步训练计划是由各种初级、中级和高级跑步训练计划构成的。我设计这些跑步训练计划的目的，是最大限度地提高你的热量消耗水平，加快你跑步的进程，从而帮助你减轻体重并加以保持。这些跑步训练计划倾注了我 20 多年的科学跑步经验，它们曾被应用于我执教的上百名不同水平的跑步者。这种多样化的训练方法，一定不会使你感到枯燥。

你现在需要做的，是选择一个最适合自己的跑步训练计划。如果觉得跑步训练计划中某个周的进度对你来说太有挑战性，可以随时放慢节奏，重复上一周的跑步训练计划之后再进入这一周。记住：没有什么是一成不变的，重要的是选择切合实际的起点和进度，这样才能循序渐进地承受更多的跑程和强度更高的训练。另外，一定要把跑步坚持下去——日复一日，月复一月，年复一年。当然，如果有什么事情偶尔妨碍了你的训练，也不必担心，因为你的减肥计划不会因为一两天的停顿而失败。只要你排除干扰，完成了足够多的跑步积累，那么一定能够实现目标。

跑步减脂计划绝不是短期行为，而是一种生活方式。本章安排了 6 个训练阶段，每个阶段你都可以根据自身需要，以适合自己的速度训练数周，直到感觉舒适自如，再进入下一个阶段。每完成一个阶段后你都要安排一周的时间进行恢复（这一周每天减少约 ⅓ 的步行 / 跑步量），然后再进入下一个阶段。

在完成所有 6 个阶段的训练后，你还要继续跑步。你可以按照与训练计划中列出的量和强度相同的模式继续进行训练，从而达到更高的健身水平，减掉更多体重。

如果你是初跑者，你要先完成初级训练计划后再进入中级训练计划。如果你已经可以每周跑步 3~4 小时了，那就直接从中级训练计划开始，然后进入高级训练计划。注意，刚开始减肥时，你要更关注过程而不是结果。

为了灵活起见，只要不减少训练项目和相应的训练时间，每周的安排可以变动。例如，如果星期日无法进行长跑，可以将它安排在星期六，但是星期五就不能进行激烈的训练了。如果星期五的训练很激烈，那么要将星期五的训练提前到本周的早些时候，以便星期六能够进行长跑。记住：每次激烈训练之后至少要安排一天的轻松跑来缓冲。

初级训练计划

在初级训练计划的第 1 阶段，你要进行步行 / 跑步交替训练（走 5 分钟，跑 5 分钟），每周 3 天。只要以轻快的走路步伐和舒服的跑步速度在规定的时间内完成所有的项目即可，不用担心太慢。刚开始时，重要的是多花一些时间，让自己慢慢成为一名跑步者。适应了这种节奏之后，你会发现在采用步行的方式休息之前，你已经可以跑得更远了。

从第 2 阶段开始，星期六的训练计划里出现了两个选项：不安排训练或进行交叉训练。

经过前 4 个阶段的训练后，你的耐力会有所提升，第 5 阶段将引入节奏跑。

从第 2 阶段开始，你要提升步行 / 跑步交替训练的强度，每周训练 4 天。到第 6 阶段时，步行 / 跑步交替训练的方式为：走 1 分钟，跑 9 分钟。

注意：所有的上坡跑和节奏跑都要配合 5 分钟热身步行 / 跑步和 5 分钟放松步行 / 跑步。

第 1 阶段

星期一

不安排训练。

星期二

有氧步行 / 跑步 30 分钟：走 5 分钟，跑 5 分钟。

星期三

不安排训练。

星期四

有氧步行 / 跑步 30 分钟：走 5 分钟，跑 5 分钟。

星期五

不安排训练。

星期六

不安排训练。

星期日

长距离步行 / 跑步 40 分钟：走 5 分钟，跑 5 分钟。

步行 / 跑步总时间 = 1 小时 40 分钟

恢复周：以上每天减少步行 / 跑步量的 ⅓，
这样步行 / 跑步总时间约为 1 小时 7 分钟。

第2阶段

星期一

不安排训练。

星期二

有氧步行/跑步20分钟：走4分钟，跑6分钟。

星期三

上坡跑：5分钟热身步行/跑步后进行7次1分钟跑，跑步机坡度分别为2%、4%、6%、8%、6%、4%、2%。两次1分钟跑之间走1分钟进行恢复，坡度为0%。最后是5分钟放松步行/跑步。

星期四

不安排训练。

星期五

有氧步行/跑步40分钟：走4分钟，跑6分钟。

星期六

不安排训练或进行30分钟交叉训练。

星期日

长距离步行/跑步50分钟：走4分钟，跑6分钟。

步行/跑步总时间=2小时13分钟

恢复周：以上每天减少步行/跑步量的1/3，
这样步行/跑步总时间约为1小时28分钟。

第 3 阶段

星期一

不安排训练。

星期二

有氧步行 / 跑步 20 分钟：走 3 分钟，跑 7 分钟。

星期三

上坡跑：5 分钟热身步行 / 跑步后进行 7 次 1 分钟跑，跑步机坡度分别为 2%、4%、6%、8%、10%、12%、14%；两次 1 分钟跑之间走 1 分钟进行恢复，坡度为 0%；最后是 5 分钟放松步行 / 跑步。

星期四

不安排训练。

星期五

有氧步行 / 跑步 40 分钟：走 3 分钟，跑 7 分钟。

星期六

不安排训练或进行 35 分钟交叉训练。

星期日

长距离步行 / 跑步 60 分钟：走 3 分钟，跑 7 分钟。

步行 / 跑步总时间 = 2 小时 23 分钟

恢复周：以上每天减少步行 / 跑步量的 1/3，
这样步行 / 跑步总时间约为 1 小时 35 分钟。

第4阶段

星期一

不安排训练。

星期二

有氧步行 / 跑步 30 分钟：走 3 分钟，跑 7 分钟。

星期三

上坡跑：5 分钟热身步行 / 跑步后进行 7 次 1 分钟跑，跑步机坡度分别为 4%、8%、2%、6%、3%、12%、9%；两次 1 分钟跑之间走 1 分钟进行恢复，坡度为 0%；最后是 5 分钟放松步行 / 跑步。

星期四

不安排训练。

星期五

有氧步行 / 跑步 50 分钟：走 3 分钟，跑 7 分钟。

星期六

不安排训练或进行 40 分钟交叉训练。

星期日

长距离步行 / 跑步 70 分钟：走 3 分钟，跑 7 分钟。

步行 / 跑步总时间 = 2 小时 53 分钟

恢复周：以上每天减少行走 / 跑步量的 1/3，
这样步行 / 跑步总时间约为 1 小时 55 分钟。

第 5 阶段

◆ ◆ ◆

星期一

不安排训练。

星期二

有氧步行 / 跑步 30 分钟：走 2 分钟，跑 8 分钟。

星期三

节奏跑：5 分钟热身步行 / 跑步后，进行 4 次 3 分钟跑；
两次 3 分钟跑之间走 1 分钟进行恢复；最后是 5 分钟放松步行 / 跑步。

星期四

不安排训练。

星期五

有氧步行 / 跑步 50 分钟：走 2 分钟，跑 8 分钟（含 3 次 10 秒加速跑）。

星期六

不安排训练或进行 45 分钟交叉训练。

星期日

长距离步行 / 跑步 80 分钟：走 2 分钟，跑 8 分钟。

步行 / 跑步总时间 = 3 小时 5 分钟

恢复周：以上每天减少步行 / 跑步量的 1/3，
这样步行 / 跑步总时间约为 2 小时 3 分钟。

第 6 阶段

星期一

不安排训练。

星期二

有氧步行 / 跑步 40 分钟：走 1 分钟，跑 9 分钟。

星期三

节奏跑：5 分钟热身步行 / 跑步后，进行 5 次 3 分钟；两次 3 分钟跑之间走 1 分钟进行恢复；最后是 5 分钟放松步行 / 跑步。

星期四

不安排训练。

星期五

有氧步行 / 跑步 50 分钟：走 1 分钟，跑 9 分钟（含 4 次 10 秒加速跑）。

星期六

不安排训练或进行 50 分钟交叉训练。

星期日

长距离步行 / 跑步 90 分钟：走 1 分钟，跑 9 分钟。

步行 / 跑步总时间 = 3 小时 29 分钟

恢复周：以上每天减少步行 / 跑步量的 1/3，
这样步行 / 跑步总时间约为 2 小时 19 分钟。

中级训练计划

注意，有些训练日中包含多个训练选项，从列表中选择其中一项即可。所有节奏跑和有氧跑都要配合 10 分钟热身跑和 10 分钟放松跑。

第 1 阶段

星期一

10 分钟热身跑 + 30 分钟有氧跑 + 4 次 20 秒冲刺跑 + 10 分钟放松跑。

星期二

10 分钟热身跑 + 40 分钟有氧跑 + 10 分钟放松跑。

星期三

选项 1：10 分钟热身跑 + 4 次 5 分钟节奏跑（两次 5 分钟节奏跑之间走 1 分钟进行恢复）+ 10 分钟放松跑。
选项 2：10 分钟热身跑 + 2 次 10 分钟节奏跑（两次 10 分钟节奏跑之间走 2 分钟进行恢复）+ 10 分钟放松跑。
选项 3：10 分钟热身跑 + 1 次 15 分钟节奏跑 + 10 分钟放松跑。

星期四

不安排训练。

星期五

10 分钟热身跑 + 30 分钟有氧跑 + 4 次 20 秒冲刺跑 + 10 分钟放松跑。

星期六

不安排训练或进行 40 分钟交叉训练。

星期日

长距离跑 50 分钟。

最长步行 / 跑步总时间 = 4 小时 16 分钟

恢复周：以上每天减少步行 / 跑步量的 1/3，
这样最长步行 / 跑步总时间约为 2 小时 50 分钟。

第 2 阶段

星期一

10 分钟热身跑 + 30 分钟有氧跑 + 4 次 20 秒冲刺跑 + 10 分钟放松跑。

星期二

10 分钟热身跑 + 50 分钟有氧跑 + 10 分钟放松跑。

星期三

选项 1：10 分钟热身跑 + 5 次 5 分钟节奏跑（两次 5 分钟节奏跑之间走 1 分钟进行恢复）+ 10 分钟放松跑。

选项 2：10 分钟热身跑 + 2 次 12 分钟节奏跑（两次 12 分钟节奏跑之间走 2 分钟进行恢复）+ 10 分钟放松跑。

选项 3：10 分钟热身跑 + 20 分钟节奏跑 + 10 分钟放松跑。

星期四

不安排训练。

星期五

10 分钟热身跑 + 40 分钟有氧跑 + 4 次 20 秒冲刺跑 + 10 分钟放松跑。

星期六

不安排训练或进行 50 分钟交叉训练。

星期日

长距离跑 60 分钟。

最长步行 / 跑步总时间 = 4 小时 52 分钟

恢复周：以上每天减少步行 / 跑步量的 ⅓，
这样最长步行 / 跑步总时间约为 3 小时 14 分钟。

第3阶段

星期一

10 分钟热身跑 + 40 分钟有氧跑 + 4 次 20 秒冲刺跑 + 10 分钟放松跑。

星期二

10 分钟热身跑 + 60 分钟有氧跑 + 10 分钟放松跑。

星期三

选项 1：10 分钟热身步行 / 跑步 + 7 次 1 分钟上坡跑（跑步机坡度分别为 2%、4%、6%、8%、6%、4%、2%。两次 1 分钟上坡跑之间慢跑 1 分钟进行恢复，坡度为 0%）+ 10 分钟放松步行 / 跑步。

选项 2：10 分钟热身步行 / 跑步 + 7 次 1 分钟上坡跑（跑步机坡度分别为 2%、4%、6%、8%、10%、12%、14%。两次 1 分钟上坡跑之间慢跑 1 分钟进行恢复，坡度为 0%）+ 10 分钟放松步行 / 跑步。

选项 3：10 分钟热身步行 / 跑步 + 7 次 1 分钟上坡跑（跑步机坡度分别为 4%、8%、2%、6%、3%、12%、9%。两次 1 分钟上坡跑之间慢跑 1 分钟进行恢复，坡度为 0%）+ 10 分钟放松步行 / 跑步。

星期四

不安排训练。

星期五

10 分钟热身跑 + 50 分钟有氧跑 + 4 次 20 秒冲刺跑 + 10 分钟放松跑。

星期六

不安排训练或进行 60 分钟交叉训练。

星期日

长距离跑 70 分钟。

步行 / 跑步总时间 = 5 小时 16 分钟

恢复周：以上每天减少步行 / 跑步量的 1/3，
这样步行 / 跑步总时间约为 3 小时 30 分钟。

第4阶段

星期一

10分钟热身跑+50分钟有氧跑+4次20秒冲刺跑+10分钟放松跑。

星期二

选项1：10分钟热身步行/跑步+7次1分钟上坡跑（跑步机坡度分别为2%、4%、6%、8%、6%、4%、2%。两次1分钟上坡跑之间慢跑1分钟进行恢复，坡度为0%）+10分钟放松步行/跑步。

选项2：10分钟热身步行/跑步+7次1分钟上坡跑（跑步机坡度分别为2%、4%、6%、8%、10%、12%、14%。两次1分钟上坡跑之间跑1分钟进行恢复，坡度为0%）+10分钟放松步行/跑步。

选项3：10分钟热身步行/跑步+7次1分钟上坡跑，跑步机坡度分别为4%、8%、2%、6%、3%、12%、9%。两次1分钟上坡跑之间慢跑1分钟进行恢复，坡度为0%）+10分钟放松步行/跑步。

星期三

不安排训练。

星期四

10分钟热身跑+40分钟有氧跑+4次20秒冲刺跑+10分钟放松跑。

星期五

选项1：10分钟热身跑+6次5分钟节奏跑（两次5分钟节奏跑之间休息1分钟）+10分钟放松跑。

选项2：10分钟热身跑+3次10分钟节奏跑（两次10分钟节奏跑之间休息2分钟）+10分钟放松跑。

选项3：10分钟热身跑+25分钟节奏跑+10分钟放松跑。

星期六

不安排训练或进行60分钟交叉训练。

星期日

长距离跑80分钟。

最长步行/跑步总时间=4小时52分钟

恢复周：以上每天减少步行/跑步量的1/3，
这样最长步行/跑步总时间约为3小时14分钟。

第5阶段

星期一

10分钟热身跑+60分钟有氧跑+4次20秒冲刺跑+10分钟放松跑。

星期二

选项1：10分钟热身跑+4次2分钟高强度配速跑（两次配速跑之间慢跑2分钟）+10分钟放松跑。

选项2：10分钟热身跑+3次3分钟高强度配速跑（两次配速跑之间慢跑2分钟）+10分钟放松跑。

选项3：10分钟热身跑+2/3/2/3/2分钟高强度配速跑（两次配速跑之间慢跑2分钟）+10分钟放松跑。

星期三

不安排训练。

星期四

10分钟热身跑+50分钟有氧跑+4次20秒冲刺跑+10分钟放松跑。

星期五

选项1：10分钟热身跑+6次5分钟节奏跑（两次节奏跑之间休息1分钟）+10分钟放松跑。

选项2：10分钟热身跑+3次10分钟节奏跑，两次节奏跑之间休息2分钟）+10分钟放松跑。

选项3：10分钟热身跑+25分钟节奏跑+10分钟放松跑。

星期六

不安排训练或进行60分钟交叉训练。

星期日

长距离跑90分钟。

最长跑步总时间=5小时38分钟

恢复周：以上每天减少跑步量的1/3，
这样最长跑步总时间约为3小时45分钟。

第 6 阶段

星期一

10 分钟热身跑 + 60 分钟有氧跑 + 4 次 20 秒冲刺跑 + 10 分钟放松跑。

星期二

选项 1：10 分钟热身跑 + 4 次 2 分钟高强度配速跑（两次配速跑之间慢跑 2 分钟）+ 10 分钟放松跑。

选项 2：10 分钟热身跑 + 3 次 3 分钟高强度配速跑（两次配速跑之间慢跑 2 分钟）+ 10 分钟放松跑。

选项 3：10 分钟热身跑，2 / 3 / 2 / 3 / 2 分钟高强度配速跑（两次配速跑之间慢跑 2 分钟）+ 10 分钟放松跑。

星期三

不安排训练。

星期四

10 分钟热身跑 + 60 分钟有氧跑 + 4 次 20 秒冲刺跑 + 10 分钟放松跑。

星期五

选项 1：10 分钟热身跑 + 6 次 5 分钟节奏跑（两次节奏跑之间休息 1 分钟）+ 10 分钟放松跑。

选项 2：10 分钟热身跑 + 3 次 10 分钟节奏跑（两次节奏跑之间休息 2 分钟）+ 10 分钟放松跑。

选项 3：10 分钟热身跑 + 25 分钟节奏跑 + 10 分钟放松跑。

星期六

不安排训练或进行 60 分钟交叉训练。

星期日

长距离跑 90 分钟。

最长跑步总时间 = 5 小时 48 分钟

恢复周：以上每天减少跑步量的 1/3，
这样最长跑步总时间约为 3 小时 52 分钟。

高级训练计划

注意，有些训练日中包括多个训练选项，从列表中选择其中一项即可。所有上坡跑、节奏跑、有氧跑和无氧跑都要配合 10 分钟热身跑和 10 分钟放松跑。

第1阶段

星期一

上午：10 分钟热身跑 + 30 分钟有氧跑 + 5 次 20 秒冲刺跑 + 10 分钟放松跑；
下午：10 分钟热身跑 + 40 分钟有氧跑 + 10 分钟放松跑。

星期二

选项 1：10 分钟热身跑 + 7 次 2 分钟上坡跑（跑步机坡度分别为 2%、4%、6%、8%、6%、4%、2%。两次 2 分钟上坡跑之间跑 1 分钟进行恢复，坡度为 0%）+ 10 分钟放松跑。

选项 2：10 分钟热身跑 + 7 次 2 分钟上坡跑（跑步机坡度分别为 2%、4%、6%、8%、10%、12%、14%。两次 2 分钟上坡跑之间跑 1 分钟进行恢复，坡度为 0%）+ 10 分钟放松跑。

选项 3：10 分钟热身跑 + 7 次 2 分钟上坡跑（跑步机坡度分别为 4%、8%、2%、6%、3%、12%、9%。两次 2 分钟上坡跑之间跑 1 分钟进行恢复，坡度为 0%）+ 10 分钟放松跑。

星期三

不安排训练。

星期四

10 分钟热身跑 + 40 分钟有氧跑 + 10 分钟放松跑。

星期五

选项 1：10 分钟热身跑 + 6 次 5 分钟节奏跑（两次节奏跑之间休息 1 分钟）+ 10 分钟放松跑。

选项 2：10 分钟热身跑 + 3 次 10 分钟节奏跑（两次节奏跑之间休息 2 分钟）+ 10 分钟放松跑。

选项 3：10 分钟热身跑 + 25 分钟节奏跑 + 10 分钟放松跑。

星期六

不安排训练或进行 60 分钟交叉训练。

星期日

长距离跑 90 分钟。

最长跑步总时间 = 5 小时 52 分钟

恢复周：以上每天减少跑步量的 1/3，这样最长跑步总时间约为 3 小时 54 分钟。

第2阶段

星期一

上午：10分钟热身跑+30分钟有氧跑+5次20秒冲刺跑+10分钟放松跑；
下午：10分钟热身跑+40分钟有氧跑+10分钟放松跑。

星期二

选项1：10分钟热身跑+4次2分钟高强度配速跑（两次配速跑之间慢跑2分钟）+10分钟放松跑。
选项2：10分钟热身跑+3次3分钟高强度配速跑（两次配速跑之间慢跑2分钟）+10分钟放松跑。
选项3：10分钟热身跑+2/3/2/3/2分钟高强度配速跑（两次配速跑之间慢跑2分钟）+10分钟放松跑。

星期三

不安排训练。

星期四

10分钟热身跑+40分钟有氧跑+5次20秒冲刺跑+10分钟放松跑。

星期五

选项1：10分钟热身跑+6次5分钟节奏跑（两次节奏跑之间休息1分钟）+10分钟放松跑。
选项2：10分钟热身跑+3次10分钟节奏跑（两次节奏跑之间休息2分钟）+10分钟放松跑。
选项3：10分钟热身跑+25分钟节奏跑+10分钟放松跑。

星期六

不安排训练或进行60分钟交叉训练。

星期日

长距离跑90分钟。

最长跑步总时间=6小时4分钟

恢复周：以上每天减少跑步量的⅓，这样跑步总时间约为4小时2分钟。

第 3 阶段

星期一

上午：10 分钟热身跑 + 30 分钟有氧跑 + 5 次 20 秒冲刺跑 + 10 分钟放松跑；
下午：10 分钟热身跑 + 40 分钟有氧跑 + 10 分钟放松跑。

星期二

选项 1：10 分钟热身跑 + 4 次 2 分钟高强度配速跑（两次配速跑之间慢跑 2 分钟）+ 10 分钟放松跑。
选项 2：10 分钟热身跑 + 3 次 3 分钟高强度配速跑（两次配速跑之间慢跑 2 分钟）+ 10 分钟放松跑。
选项 3：10 分钟热身跑 + 2 / 3 / 2 / 3 / 2 分钟高强度配速跑（两次配速跑之间慢跑 2 分钟）+ 10 分钟放松跑。

星期三

不安排训练。

星期四

10 分钟热身跑 + 50 分钟有氧跑 + 5 次 20 秒冲刺跑 + 10 分钟放松跑。

星期五

选项 1：10 分钟热身跑 + 6 次 5 分钟节奏跑（两次节奏跑之间休息 1 分钟）+ 10 分钟放松跑。
选项 2：10 分钟热身跑 + 3 次 10 分钟节奏跑（两次节奏跑之间休息 2 分钟）+ 10 分钟放松跑。
选项 3：10 分钟热身跑 + 25 分钟节奏跑 + 10 分钟放松跑。

星期六

不安排训练或进行 70 分钟交叉训练。

星期日

长距离跑 90 分钟。

最长跑步总时间 = 6 小时 4 分钟

恢复周：以上每天减少跑步量的 1/3，这样最长跑步总时间约为 4 小时 2 分钟。

第4阶段

星期一

上午：10分钟热身跑＋30分钟有氧跑＋5次20秒冲刺跑＋10分钟放松跑；
下午：10分钟热身跑＋40分钟有氧跑＋10分钟放松跑。

星期二

选项1：10分钟热身跑＋8~10次30秒快速无氧跑（两次30秒跑之间慢跑2分钟）＋10分钟放松跑。
选项2：10分钟热身跑＋4~8次60秒快速无氧跑（两次60秒跑之间慢跑3分钟）＋10分钟放松跑。
选项3：10分钟热身跑＋2~3组30/60/90秒快速无氧跑（两次快速无氧跑之间慢跑2分钟或两组快速无氧跑之间慢跑5分钟）＋10分钟放松跑。

星期三

不安排训练。

星期四

10分钟热身跑＋60分钟有氧跑＋5次20秒冲刺跑＋10分钟放松跑。

星期五

选项1：10分钟热身跑＋6次5分钟节奏跑（两次5分钟跑之间休息1分钟）＋10分钟放松跑。
选项2：10分钟热身跑＋3次10分钟节奏跑（两次10分钟跑之间休息2分钟）＋10分钟放松跑。
选项3：10分钟热身跑＋25分钟节奏跑＋10分钟放松跑。

星期六

不安排训练或进行70分钟交叉训练。

星期日

长距离跑90分钟。

最长跑步总时间＝6小时23分钟

恢复周：以上每天减少跑步量的1/3，这样最长跑步总时间约为4小时15分钟。

第 5 阶段

星期一

上午：10 分钟热身跑 + 30 分钟有氧跑 + 5 次 20 秒冲刺跑 + 10 分钟放松跑；
下午：10 分钟热身跑 + 40 分钟有氧跑 + 10 分钟放松跑。

星期二

选项 1：10 分钟热身跑 + 8~10 次 30 秒快速无氧跑（两次 30 秒跑之间慢跑 2 分钟）+ 10 分钟放松跑。
选项 2：10 分钟热身跑 + 4~8 次 60 秒快速无氧跑（两次 60 秒跑之间慢跑 3 分钟）+ 10 分钟放松跑。
选项 3：10 分钟热身跑 + 2~3 组 30 / 60 / 90 秒快速无氧跑（两次快速无氧跑之间慢跑 2 分钟或每组快速无氧跑之间慢跑 5 分钟）+ 10 分钟放松跑。

星期三

不安排训练。

星期四

10 分钟热身跑 + 60 分钟有氧跑 + 5 次 20 秒冲刺跑 + 10 分钟放松跑。

星期五

选项 1：10 分钟热身跑 + 4 次 2 分钟高强度配速跑（两次 2 分钟跑之间慢跑 2 分钟）+ 10 分钟放松跑。
选项 2：10 分钟热身跑 + 3 次 3 分钟高强度配速跑（两次 3 分钟跑之间慢跑 2 分钟）+ 10 分钟放松跑。
选项 3：10 分钟热身跑 + 2 / 3 / 2 / 3 / 2 分钟高强度配速跑（两次配速跑之间慢跑 2 分钟）+ 10 分钟放松跑。

星期六

不安排训练或进行 70 分钟交叉训练。

星期日

长距离跑 100 分钟。

最长跑步总时间 = 6 小时 23 分钟

恢复周：以上每天减少跑步量的 1/3，这样最长跑步总时间约为 4 小时 15 分钟。

第6阶段

星期一

上午：10分钟热身跑+30分钟有氧跑+5次20秒冲刺跑+10分钟放松跑；
下午：10分钟热身跑+40分钟有氧跑+10分钟放松跑。

星期二

选项1：10分钟热身跑+8~10次30秒快速无氧跑（两次30秒跑之间慢跑2分钟）+10分钟放松跑。
选项2：10分钟热身跑+4~8次60秒快速无氧跑（两次60秒跑之间慢跑3分钟）+10分钟放松跑。
选项3：10分钟热身跑+2~3组30/60/90秒快速无氧跑（两次快速无氧跑之间慢跑2分钟或每组快速无氧跑之间慢跑5分钟）+10分钟放松跑。

星期三

不安排训练。

星期四

10分钟热身跑+60分钟有氧跑+5次20秒冲刺跑+10分钟放松跑。

星期五

选项1：10分钟热身跑+8~10次30秒快速无氧跑（两次30秒跑之间慢跑2分钟）+10分钟放松跑。
选项2：10分钟热身跑，4~8次60秒快速无氧跑（两次60秒跑之间慢跑3分钟）+10分钟放松跑。
选项3：10分钟热身跑+2~3组30/60/90秒快速无氧跑（两次快速无氧跑之间慢跑2分钟或每组快速无氧跑之间慢跑5分钟）+10分钟放松跑。

星期六

不安排训练或进行70分钟交叉训练。

星期日

长距离跑110分钟。

最长跑步总时间=6小时42分

恢复周：以上每天减少跑步量的1/3，这样最长跑步总时间约为4小时28分。

训练项目具体指导

热身跑

1 双跑鞋

1 位或多位跑步伙伴（可选）

1 个 iPod，存有你最喜欢的歌曲（可选）

以让你感觉舒服的配速在规定时间内完成跑步计划（或步行加跑步计划）。为了平稳过渡到正式训练，热身跑的速度应逐步加快，直到和训练要求的配速相同。

放松跑

1 双跑鞋

1 位或多位跑步伙伴（可选）

1 个 iPod，存有你最喜欢的歌曲（可选）

以让你感觉舒服的配速在规定时间内完成跑步计划（或步行加跑步计划）。

有氧跑

1 双跑鞋

1 位或多位跑步伙伴（可选）

1 个 iPod，存有你最喜欢的歌曲（可选）

以让你感觉轻松的配速跑步，确保跑得比较慢，从而达到规定的训练时间。此时速度没有持续的时间重要，因为有氧跑的目标是增强耐力和燃烧热量。有氧跑跑得越轻松，每周能够跑的次数就越多。

如果你是一名初跑者，步行与跑步交替进行会使训练更容易。当你适应了训练，耐力逐渐增强后，会发现在用步行的方式进行休息之前，你跑得更远了。

然而，一定要循序渐进并谨慎地增加跑程或时间。刚开始训练的前两周（至少两周，需要的话，还可以增加周数），总跑程（总时间）保持不变。接下来的一周，每次跑步增加 1.6 千米（或增加 5~10 分钟）。然后减少总跑程或总时间的 ⅓ 来恢复一周，之后继续以同样的方式增加跑程（时间）。以每周训练 3 天为例，每周的总跑程可按下面所示的数据进行安排：

第 1~4 周：8 千米、8 千米、12.8 千米、8 千米；

第 5~8 周：12.8 千米、12.8 千米、17.6 千米、11.6 千米；

第 9~12 周：17.6 千米、17.6 千米、22.4 千米、14.9 千米。

也就是说，第 1 周跑 8 千米，第 2 周仍然是 8 千米，第 3 周增加到 12.8 千米（共 3 天，每次增加 1.6 千米），第 4 周减少到 8 千米进行恢复，第 5 周到第 8 周、第 9 周到第 12 周以相同的模式继续。

如果这个进度对你来说太慢了，你可以适当加快，仍然是每周每次增加 1.6 千米（或增加 5~10 分钟），持续 3 周，然后减量，恢复一周。示例如下：

第 1~4 周：8 千米、12.8 千米、17.6 千米、11.6 千米；

第 5~8 周：17.6 千米、22.4 千米、27.2 千米、17.6 千米；

第 9~12 周：27.2 千米、32 千米、36.8 千米、24 千米。

事实上，你跑或走多远、多长时间都没有硬性规定，只要选择适合自己的起点并逐步推进，使你的身体（和心理）去适应就可以了。

长距离跑

1 双跑鞋

1 份冒险意识

1 位或多位跑步伙伴（可选）

1 个 iPod，存有你最喜欢的歌曲（可选）

以让你感觉轻松的配速跑步，确保跑得比较慢，从而达到规定的训练时间。长距离跑速度越慢越好，因为你的身体没有距离的概念，只有强度和时间的概念，所以运动的时间比跑完的距离更重要。当你成为一名跑步者后，会发现跑步者往往都痴迷于增加跑程，但请永远不要忘记时间的重要性。

节奏跑

1 双跑鞋

你的最佳状态

1 个 iPod，存有你最喜欢的歌曲（可选）

先进行 10 分钟简单的热身跑使身体预热并做好准备。节奏跑可以提升你的有氧运动机能，使你在稳定的有氧状态下实现跑步的最佳状态——在规定时间内尽可能地以稳定的配速奔跑。每次节奏跑都不要试图比上一次跑得更快，而要尽量增加你保持现有配速的时间（按照跑步训练计划中的要求做即可）。

在规定的时间内以节奏跑的配速跑步，并在两次节奏跑之间辅以短暂的恢复性休息。保证每次节奏跑的配速完全相同。通过恢复性休息将连续的节奏跑分成多段较短的节奏跑，可以确保你在单次训练中以节奏跑的配速完成跑步的总时间或总距离更长。配速设定应让你稍微感觉有点儿困难，并让有氧运动强度达到中上水平，即在“努力程度自测表”1~10 的等级中应达到 7~8 的级别（10 级表示竭尽全力）。至于恢复性休息，采用慢走即可。如果你以前参加过比赛，节奏跑的配速可以根据比赛配速来设定，具体方法如下。

针对初跑者和消遣性跑步者 / 中级跑步者：

◆ 比 5 千米跑的配速慢 6~9 秒；
◆ 等同于或接近于 10 千米跑的配速（如果你的 10 千米跑用时超过 53 分钟，那么你的节奏跑配速应略快于 10 千米跑的配速）；
◆ 心率达到最大心率的 80%~85%（本书第一章介绍了如何确定最大心率）。

针对竞技型、训练有素的跑步者：

◆ 比 5 千米跑的配速慢 16~19 秒；
◆ 比 10 千米跑的配速慢 9~13 秒；
◆ 心率达到最大心率的 85%~90%。

如果你以前从未参加过比赛，那么在“努力程度自测表”1~10 的等级中达到 7~8 级就可以了，心率采用上述指导标准（建议使用心率监测器来测定）。可以通过监测呼吸判断运动强度——如果感觉呼吸困难，就是跑得太快了。

有氧动力跑

1 双跑鞋
你的最佳状态
1 个 iPod，存有你最喜欢的歌曲（可选）

有氧动力跑是世界上最好的心血管训练方式。10 分钟简单热身时，可以以较快但可承受的配速进行几次 10 秒冲刺跑，使身体预热并做好准备。之后以心率达到最大心率或接近最大心率的强度跑 3~5 分钟，然后以同样的时间或略少的时间进行慢跑，二者交替进行。这样可以调整呼吸并保持有氧引擎高效运转。主动恢复性慢跑有助于心率在下一个快跑周期一开始时就得到提高，从而延长以最大心率的强度进行跑步的时间。如果太累了不想慢跑，那就快走。

有氧动力跑的感觉应该是“很难但可以承受”。难是因为你正在让心脏用它最大的能力来工作（泵血和供氧），但肯定没有难到无法完成下一次重复跑的程度。训练以心率和 / 或“努力程度自测表”为标准，在每个跑步期，心率要达到最大心率的 95%~100%，在“努力程度自测表”1~10 的等级中达到 9 级甚至 10 级。

每个跑步期至少需要持续几分钟。时间太短的话，心率无法达到足以对心血管产生影响的程度。但时间也不能太长，过长时间的快速跑会影响你在单次训练中进行重复跑的次数。因此，一个跑步期限定在 4~5 分钟即可。

通过改变训练内容，可以使有氧动力跑更具挑战性。按照难易程度，从最难到最简单的排列顺序是：增加每个跑步期的持续时间、增加重复次数、减少恢复性休息的持续时间。

无氧跑

1 双跑鞋

你的最佳状态

无氧跑有助于练出强健的肌肉，激发你的短跑潜能。10 分钟简单热身时，可以以较快但可承受的配速进行几次 10 秒冲刺跑，使身体预热并做好准备。要在规定的时间内以冲刺的速度快速奔跑，但不要快到经过短暂的恢复后无法重复下一次跑的地步。以快速、可承受的步伐抬头挺胸跑，自肩部前后摆动手臂，像猫一样用脚掌抓地或跑步带，用力使身体向前移动。

上坡跑

1 双跑鞋

1 个户外的斜坡或一台跑步机

你的最佳状态

1 个 iPod，存有你最喜欢的歌曲（可选）

上坡跑可以使身体在对抗重力时燃烧大量热量。10 分钟简单热身时，可以以较快但可承受的配速进行几次 10 秒冲刺跑，使身体预热并做好准备。要在规定的时间内跑上坡，注意身体自脚踝处向前倾。如果在户外，可以通过慢跑或下坡跑进行恢复；如果在跑步机上，可以将坡度降到 0% 进行恢复。

冲刺跑

1 双跑鞋

1 位或多位跑步伙伴（可选）

完成有氧跑或其他训练项目后，可以在规定的时间内进行一系列可承受的冲刺跑，但不要全力冲刺，而要感觉虽然快但是很放松。建议多关注你的跑步技巧，不断对其进行提升。

交叉训练

有氧器材

1 个健身房或游泳池

1 个 iPod，存有你最喜欢的歌曲（可选）

在规定的时间内完成以下任意一种运动，或在健身房参加团体健身课、瑜伽课等。

椭圆机训练。椭圆机是健身房中最流行的有氧训练器械之一。椭圆机训练最接近于跑步，但是不会对身体造成冲击。

水中跑。在水中跑步是一种很好的锻炼方法，因为不会对膝关节造成冲击，而且克服水的阻力也会起到很好的锻炼效果（浮力背心在进行水中跑时是可选装备）。水中跑虽然是很好的腿部交叉训练项目，但可能不会让你的心率上升到你想要的数值。

越野滑雪。只有一种运动比跑步更能提高有氧运动能力，那就是越野滑雪。如果你没有滑雪装备，那么在健身房试试越野滑雪机也是不错的选择，比如诺迪克（NordicTrack）牌的越野滑雪机。虽然需要花一些时间来学习这项技能，但这是一项很好的交叉训练项目，能够燃烧大量的热量并有效提高心率。

游泳。游泳是很好的锻炼上肢肌肉的运动，但经常被跑步者忽视。如果你运动姿势不佳、上肢虚弱，那么可以通过游泳来增强上肢力量。同样，游泳也可以避免对腿部关节造成冲击。

骑自行车。骑自行车是另一种不会对膝关节造成冲击的运动，它可以在很好地锻炼双腿的同时，将你从跑步中解放出来。尽管与跑步相比，骑自行车时腿部的运动范围较小，但仍然是增强腿部力量的极好方式。在健身房里使用健身自行车，或者参加高强度的动感单车课程，都是很好的选择。

划船。划船是一种极好的全身性交叉训练，能够使心血管系统更加健康。尽管划船的力量主要来自双腿，但它不会对膝关节造成冲击。为了从划船运动中充分受益，你必须首先学习正确的划船技巧，包括先用双腿蹬，然后再用双臂拉等。

瑜伽。我承认自己并没有真正领会过瑜伽的魅力之所在。作为一名跑步者，我觉得瑜伽过于安静，气力仿佛都集中在特定的肌肉和姿势上。但我也必须承认，瑜伽在柔韧性、平衡力、专注力、呼吸方式和力量等方面对训练者大有裨益，尽管它不会燃烧很多热量。如果你想要练习力量型瑜伽，可以选择阿斯汤加瑜伽（Ashtanga）和串联体位式瑜伽（Vinyasa）。

“我想，为什么不试试呢？”罗杰·列什琴斯基谈到他在基督教青年会看到5千米跑比赛传单时的感受时说，“我想看看自己究竟能做些什么。”

从第一个5千米跑开始，他迷上了跑步比赛，并通过与看上去跟他类似的人进行比赛，设定了自我提升的目标和健身的计划。

一天，罗杰所在的小镇举行了一场马拉松比赛，他前去观看。观赛时他注意到，一些优秀的跑步者并不像他预想的那么瘦。因此他决定，第二年自己也要参加比赛。

由于想增加更多的户外活动，他特意从康涅狄格州搬到了圣地亚哥。“因为我喜欢这里的太阳，”他说，“我想一直待在户外。”

搬到铁人三项的起源地圣地亚哥生活后，他在跑步之外又增加了骑自行车和游泳的训练项目，并且开始参加比赛。“铁人三项帮助我克服了对游泳的恐惧，使我进行有氧训练时不至于筋疲力尽。”他说。

目前，罗杰已经完成了所有铁人三项赛，从短距离铁人三项到超级铁人三项。3.5 千米海域游泳、180 千米骑自行车和马拉松跑，中间不休息，对他来说也不成问题。“但我更喜欢短距离训练，”他说，“那些比赛可能会使人受伤！”

当他的体重减到 160 磅时，他在马拉松比赛中跑出了 2 分 59 秒的成绩，获得了参加久负盛名的波士顿马拉松比赛的资格。在波士顿马拉松比赛中，他的成绩是 2 分 54 秒，这对任何一个人来说都是相当快的速度了。谁也不敢相信拥有这份成绩的人曾经体重 260 磅，午餐喜欢吃比萨。

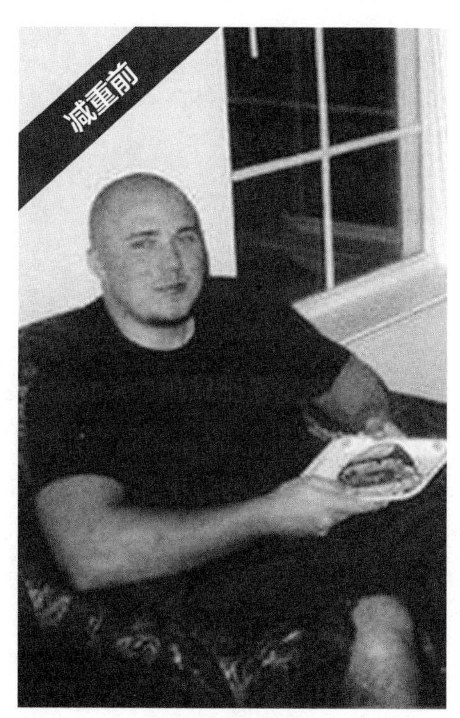

减重前的罗杰・列什琴斯基正在吃比萨，体重 260 磅

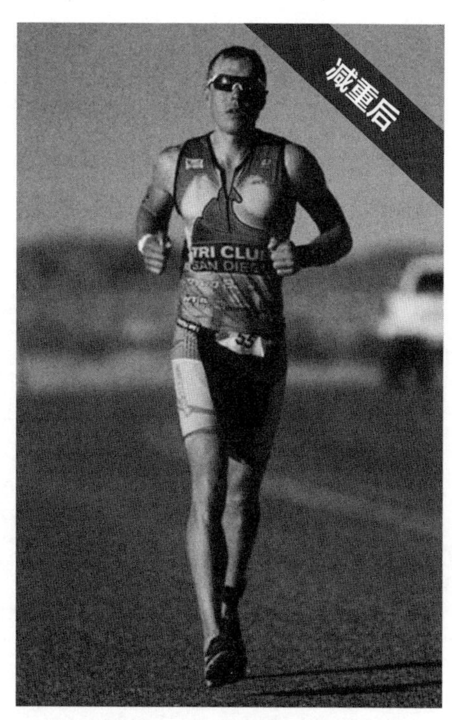

减重后的罗杰・列什琴斯基正在参加铁人三项赛，体重 160 磅

在开启了积极的生活方式后，罗杰意识到作为一名软件工程师，他需要整天坐在办公桌前，而这对他的健康非常不利。他决定辞掉这份高薪工作，成为一名单车快递员，在律师事务所和法庭之间传送文件，并参与了“圣地亚哥自行车通勤计划”。这个独特的通勤计划通过与圣地亚哥当地企业合作，为骑自行车上班的人提供各种折扣和奖励，大大促进了绿色出行和相关运动的开展。

“教育是关键。”他说，“它可以通过反复的尝试和修正，让人明白什么是愚蠢的减脂计划。这是学习营养学、生物化学甚至政治学——要知道，很多大公司为了谋求最大利益往往罔顾我们的健康——的绝佳机会。”

当我问到他在减肥过程中的感想时，他说：“减肥绝对是一次精神上的巨大挑战，也是一个漫长的过程。想在 4 年里减掉 100 磅，牺牲是必要的，但更重要的是，我的味蕾被彻底‘重置’了，它不再对深度加工食品产生渴望。现在，胡萝卜比薯片更能满足我的味蕾。”

第五章
跑步营养

“我发现自己很容易产生厌食的想法。”

曼哈顿位于美国堪萨斯州东北部，堪萨斯河和毕蓝河的交汇处，堪萨斯州立大学坐落于此。该校食品营养与健康系 47 岁的系主任马克·豪布（Mark Haub）博士坐在办公桌前，翻阅着他撰写的关于体育运动对抗性淀粉发酵的影响的最新研究手稿。

抗性淀粉是指在小肠中抵抗消化和吸收，但能在大肠中发酵的碳水化合物，对人体健康的作用类似于膳食纤维。马克博士和他的研究团队进行了详细的实验，以确定食物和营养素等对新陈代谢的影响，尤其是对糖尿病和肥胖症的影响。为了研究膳食碳水化合物、纤维和全谷物对糖代谢和肠道健康的影响，马克博士和他的研究生让志愿者分别食用了大麦、糙米和大麦及糙米的混合物，然后采集他们的血液样本测量血糖、胰岛素、胆固醇和炎症标志物，并对志愿者的粪便样本进行了微生物分析。

抗性淀粉对健康的独特贡献，以及它们如何才能让人们愿意购买和消费，从而进入食物供应链，是马克博士研究的重要内容。作为研究的一部分，他和他的学生希望可以回答的关键问题之一就是生活方式（即体育运动）和微生物组（人体内的微生物聚集在一起，形成它们自己的生态群落）哪个更能决定人们的健康。

在成为大学教授和科学家之前，马克每周跑 129~137 千米，通常每天跑两次。他在堪萨斯州上高中和在海斯堡州立大学就读时都参加过越野跑和田径赛。大学毕业后，他还跑过两场马拉松，其中包括 2000 年波士顿马拉松，成绩是 2 小时 54 分。

在阿肯色州完成博士后研究工作后，马克回到堪萨斯州继续其学术生涯，跑步退居次要位置。从助理教授到终身教授，努力工作的他成了系主任。“我开始专注于工作，锻炼更加随意。”他说，“2004 年有了孩子后，时间明显不够用，体重增加得更快了。”

2010 年，马克的体重为 201 磅，体质指数接近 29，处于肥胖边缘。“许多人都说我该减肥了，”他说，“当时即将出台的美国农业部膳食指南的一份草案指出，精制的谷类食品、固体脂肪和添加糖会引起肥胖。如果食物能够引起肥胖，那么我食用哪些食物才可以无视热量摄入量或不用担心热量平衡呢？”

经过分析和推断，马克指出：如果影响减肥最重要的因素是热量摄入和消耗之差而不是食物的营养价值，那么，是不是只要摄入的热量比消耗的热量少，吃什么食物并不重要呢？由此，他的一个新课题诞生了。

◆◆◆◆◆

首先声明：本章的内容都与吃有关。

长大后，我的双胞胎哥哥成为奶油夹心蛋糕的忠实粉丝，而我更喜欢甜麦片，肉桂吐司麦片是我的最爱。我也喜欢香蕉，非常喜欢，几乎每天都要吃一个。这是件好事，因为香蕉富含碳水化合物、钾、镁、维生素 B_6 和纤维，所有这些营养成分都对跑步者有益。我还喜欢苹果汁，比喜欢香蕉更甚。“苹果汁”是我婴儿时期会说的第一个词——我是认真的，甚至比会说“爸爸”“妈妈”还早。不幸的是，苹果汁不如香蕉健康，但在我跑步时，苹果汁中的糖分能够快速为我的肌肉提供能量。

想要减肥的人总是问我应该多长时间跑一次步。我通常会说：“只要你吃东西，就要跑步。”但遗憾的是，不是每个人都能理解我的幽默感。

我承认，自己一直在吃想吃的东西并且想吃多少就吃多少，而且从来没有关注过摄入和消耗的热量是多少。也许我这样做是因为知道自己总会消耗掉多余的热量，所以无须费心吧。我从未尝试过减肥，或者说我从没有需要减肥的时候。这些无疑都证明了每天跑步对于保持体重的重要性。

这一切都表明，如果你积极运动，适时地满足饥饿感将是控制体重的最佳方式——我只有在感到饿的时候才吃，吃到能解除我的饥饿感为止。从六年级开始到现在，我一直都是每周跑 6 天，其间还进行大量高强度间歇训练和比赛。因此，44 岁时，我的体重和高中阶段的体重完全一样。不要忌妒我哦！

跑步是最好的燃烧脂肪的火炬，但是如果想减肥的话，即使通过跑步燃烧了大量热量，也是不够的。而且，跑得再多也不意味着你可以吃果脆圈。

“什么？等一下！你是说跑步不会让体重减轻？”不，我可没那么说。跑步可以帮助你减轻体重，因为它比其他任何运动形式燃烧的热量都要多。但燃烧热量只是减肥成功的一半，即使经常锻炼，也不一定会让体重减轻。如你所见，市场上有大量健身房、私人教练和健身器材，但肥胖率仍在上升。许多人都在锻炼，但体重仍然没有减轻。这是为什么呢？

要想减掉相当数量的体重，需要创造出惊人的热量赤字，也就需要花费很多时间和精力进行高强度锻炼。而且，跑步虽然比其他任何运动燃烧的热量更多，并使新陈代谢更加依赖脂肪提供能量，但身体非常聪明，它会调节一天中非训练时间消耗的热量，尽量使每天的热量总消耗保持在一定的范围内。另外，和任何有氧运动一样，跑步也会增加饥饿感。当人们跑得更多时，往往也会吃得更多，以补偿消耗的热量。也就是说，不管他们的体重是多少，总会因这种补偿保持不变。这就是超重的人即使开始跑步也很难减肥的原因。

早在 1956 年发表于《美国临床营养学杂志》（*American Journal of Clinical Nutrition*）上的一项研究表明，人们增加热量摄入后，活动会变得更加积极，但处于较低的活动水平时——科学家称之为“安静状态”——食物的摄入却没有相应减少，反而增加了。因此，处于运动极端的人——经常运动和根本不运动的人——是吃得最多的人。

许多跑步者，包括我自己，都希望在长跑之后享用一顿大餐或花式奶昔，用来犒劳自己。一想到有一大盘涂有波森莓糖浆的煎饼和一杯巧克力香蕉奶昔在等着我，我就有足够的动力再多跑几千米。但是，如果想减肥，你绝不能在跑步后用过多的热量来犒劳自己。可以少来点儿，比如吃几块煎饼或喝几口奶昔，但是绝不能太多，否则你刚刚在跑步中消耗热量的行为就会成为无用功。如果你不是每天都跑步——几乎所有初跑者都是这样——那么运动后过度补偿热量造成的后果会更严重。

大多数人在跑步后会过度补偿热量，认为这是自己“应得的”。

为了减肥，你必须在一定程度内忍受饥饿，这是减肥必有的“副作用”。多锻炼意味着会更饿，但你必须更多地减少热量摄入。幸运的是，由于运动对线粒体和肌肉燃烧脂肪能力的影响，长期跑步对脂肪代谢的促进作用大于对食欲的促进作用。无论从理论上还是实践上看，通过改变饮食来摄入更少的热量比通过跑步来消耗更多的热量要容易得多。例如，跑 4.8 千米消耗 300 千卡热量，需要大约 30 分钟；但你不需要花什么时间，就能决定不吃可以提供 300 千卡热量的蓝莓松饼。

对减肥而言，跑步和饮食控制相结合的方法比单独使用其中任何一种都更有效。已经有数百项研究证实了这一点。本书提供的饮食计划将使热量更多地用于满足因跑步而提升的新陈代谢需求，而不是作为脂肪储存起来。你摄入的热量应该足以为跑步提供燃料，维持基础代谢，为身体提供必需的营养素，但要少于你通过跑步及其他运动消耗的热量。

热量限制

我们最初对减少进食量可以带来益处这件事的了解，还要感谢 15 世纪的意大利贵族路易吉・科尔纳罗（Luigi Cornaro），他曾在 35 岁时率先采用限制热量摄入的饮食方法来解决每况愈下的健康问题。他的畅销书《论适度生活》（*Discourses on the Temperate Life*）描述了他的饮食情况：每天只吃 350 克食物（包括面包、蛋黄、肉和汤等，提供 1500~1600 千卡热量），饮用 414 毫升（近 3 杯）葡萄酒（这点很有趣）。这种方法确实有效，在不到一年的时间里，这一饮食计划帮助他治愈了一些病痛，包括痛风、胃痛等，最终他活到了 102 岁。

直到 20 世纪初，科学研究的进展才赶上了路易吉・科尔纳罗的脚步。20 世纪 30 年代，科学家们在对老鼠进行的纵向实验中发现，摄入热量减少 30%~60% 的老鼠，生长速度虽慢，但生存时间几乎是摄入更多热量老鼠的 2 倍。从那时起，越来越多的研究表明，从啮齿类动物到灵长类动物，限制热量摄入可以减缓生物功能退化，降低许多与年龄相关的疾病发生的风险，有效延长寿命。于是，“热量限制”这个词正式诞生了。

大量研究表明，低热量饮食（每天 1000~1200 千卡）可以使总体重在 3~12 个月内平均减少 8%。如果你的体重是 200 磅，那就会减少 16 磅。热量非常低的饮食（每天 400~500 千卡）可以减少更多的初始体重，但长期（超过 1 年）来看，减肥效果与低热量饮食没有太大区别。我不建议采用热量低至每天 400~500 千卡的饮食计划，因为它无法为跑步提供足够的能量。更重要的是，摄入远低于基础代谢的热量，会使身体缺乏维持健康所需的营养素，从而影响身体健康。

但是，在当今充斥着快速、廉价、高热量食物的致胖环境中，少吃是很困难的事，看看在整个美国有 14000 多家、在全世界有 35000 多家的麦当劳餐厅就知道了。当然，麦当劳不是唯一的罪魁祸首，因为廉价、无营养的食物无处不在。此时，只有跑步才是你的救命稻草，因为它有能力影响和改变你的饮食习惯。

在佛罗里达大学医学院的一项研究中，科学家们进行了一系列实验。他们给不同的老鼠提供正常的食物（17% 脂肪，58% 碳水化合物，25% 蛋白质）或高脂肪食物（60% 脂肪，20% 碳水化合物，20% 蛋白质），然后让老鼠们住进有跑轮的笼子里，一周后再拿走跑轮。结果，在观察老鼠对食物的选择时他们发现，在没有跑轮的情况下，老鼠几乎不会碰营养丰富的低脂肪食物，而是选择高脂肪食物；而当老鼠可以自由使用跑轮时，它们消耗的高脂肪食物会减少。两组老鼠都是如此。在转轮上运动降低了老鼠对高脂肪食物的偏好。也就是说，不运动更容易使你养成不健康的饮食习惯，反之亦然。虽然你是人不是老鼠，但是运动也有可能，甚至很有可能让你倾向于低脂肪饮食。

不运动更容易使你养成不健康的饮食习惯，反之亦然。

跑步不仅能促使你吃得更健康，还可以避免或者减少不良饮食习惯的影响。为了进一步证实这一点，我们一起来回顾一下美国国家跑步者与步行者健康研究项目吧。在其中的一项研究中，研究人员分析了106737名跑步者的数据，以确定他们摄入肉和水果的数量与他们的体质指数以及胸围和臀围之间的关系。

通常情况下，体质指数会随着肉类摄入的增加和水果摄入的减少而增大。但是如果你有跑步锻炼的习惯，那么体质指数与这二者之间的关联度就会降低。周跑程越长，体质指数与这二者之间的关联度就越低。每天跑步超过8千米的人与每天跑步少于2千米的人相比，肉类摄入与体质指数以及胸围和臀围之间的关联度低得多，而且还可以抵消不吃水果带来的危害。

跑步能够减少多吃肉和少吃水果带来的负面影响，原因是跑步过程中及跑步后身体对脂肪的利用率提高了。如果你的身体不断地用脂肪（和碳水化合物）作为燃料的话，它们就不会堆积在体内。

跑步饮食中的营养成分

尽管每天摄入的热量多少是本书最关注的内容，但饮食中的营养成分对跑步成绩和健康的影响也很重要，同样值得关注。还有，要牢记：热量的来源会影响到消耗的热量值。

碳水化合物

碳水化合物是跑步者最好的朋友。为了找出原因，我们必须回到从前，一直追溯到地球上刚出现生命的时候。

很久很久以前，地球原始大气的主要成分是氢气，氧气含量极少或者根本没有。因此，地球上最早的生物必须用一种无氧（没有氧气参与）的方式来产生能量。由于碳水化合物可以在没有氧气的情况下分解，因此当时的生物依赖碳水化合物生存和进化。数百万年后，碳水化合物仍是肌肉运动的首选燃料。

当碳水化合物用尽时，肌肉的表现会变得很差，跑步配速大幅放缓。和肌肉一样，大脑的功能也会因缺乏碳水化合物而受损。如果摄入的碳水化合物不足，人们就无法正常思考，推理能力也会降低。因此，为了以较高强度进行训练，避免在跑步过程中出现低血糖，并给肌肉补充燃料以及增强免疫力，就需要摄入足够多的碳水化合物。

经过数月和数年的跑步，肌肉可以学会更好地利用脂肪来获得能量，但这并不代表你不再需要碳水化合物了，尤其是在刚开始跑步的时候。身体储存碳水化合物的能力相对有限，所以要通过每天的饮食合理摄入，甚至可以根据单次跑步的需要灵活控制。

尽管所有媒体都抨击糖，但糖并不是天生就坏。当你摄入碳水化合物时，血液中的胰岛素浓度会升高，从而促使碳水化合物（葡萄糖）从血液中进入细胞内，同时这也是决定葡萄糖去向的时候。如果摄入的碳水化合物大于身体所需（这在摄入大量糖的情况下很容易达到），那么多余的葡萄糖要么作为糖原储存于肌肉和肝脏中，要么以脂肪形式储存在身体内。正如我在第二章讲到的，以上两种去向取决于糖原的储存量，而糖原的储存量则取决于跑步的量：跑步用糖作能量，你跑得越多，需要的碳水化合物就越多，跑得越少则消耗的碳水化合物也越少。例如，我有个身高 6 英尺、体重 150 磅的朋友，他在准备参加奥运会马拉松选拔赛时，每周跑 161 千米。当时他常对我说，自己如何一口气吃下一磅意大利面。显然，他需要摄入大量碳水化合物来支撑他高强度的训练。

虽然所有碳水化合物都能够用作跑步的燃料，但并不是所有碳水化合物都是有营养的。有些血糖生成指数较高的食物（如果汁、蜂蜜、糖浆和糖果等）中的碳水化合物虽然易消化，也能升高血糖以提供能量，但这类食物中必要的维生素和矿物质含量却很低；甜点也属于这类食物，它的脂肪含量往往过高。这类食物会增加肥胖风险。有些血糖生成指数较低的食物（如全麦面包、谷类食品、水果、蔬菜、酸奶等）中的碳水化合物不会使你的血糖升高太多，同时这类食物营养更丰富并且富含纤维素。因此，血糖生成指数较高的食物可以在跑完步后摄入，其余时间则应选择摄入血糖生成指数较低的食物。新陈代谢会将所有类型的碳水化合物都转化为葡萄糖，因为那是你的燃料；然而，摄入太多就会转化为脂肪。

许多研究表明，将食物（尤其是血糖生成指数较高的食物）中碳水化合物的比例降低到 50% 以下，或由其提供的热量降至总热量的 4%，可以快速减轻体重。因为低碳水化合物饮食意味着低血糖，能够刺激脂肪分解。而且，大幅减少碳水化合物的摄入也能有效改善胰岛素抵抗、2 型糖尿病、高总胆固醇水平和低密度脂蛋白胆固醇（“坏胆固醇”）过多及高密度脂蛋白胆固醇（“好胆固醇”）过少人群的代谢功能。

低碳水化合物饮食之所以流行，是因为它们起效迅速。但是要记住，若摄入的碳水化合物不足，就不要进行高强度的训练。因此，如果为了减肥，你决定在摄入更少的碳水化合物的同时不间断跑步训练的话，碳水化合物提供的热量至少要占每日总热量的 40%~50%。

蛋白质

我在纽约长大，经常从许多脚手架下走过。纽约总是在建设——损坏的建筑物正在修理，新的建筑物正在建起。建设永远不会结束。同样，当你跑步时，身体里的建设也永远不会结束。

你的身体是蛋白质构建而成的“建筑杰作”。你摄入的蛋白质被分解成氨基酸，像隐形砖块一样用来：（1）修复由跑步等训练造成的肌肉微小损伤；（2）构成新的功能性蛋白质和细胞（如线粒体、酶、红细胞和抗体等），使你更健康；（3）让负责将分子从一个地方转移到另一个地方的转运蛋白工作更出色，比如在血糖较低时，白蛋白会迅速将脂肪酸运送到肌肉和肝脏内进行氧化。

每次跑步，都会引发人体内搭建"脚手架"的信号，蛋白质构建便由此开始。你摄入的蛋白质由于要忙着被用于新的建设，因此无法很好地为跑步提供能量，这个重任自然就落在了碳水化合物和脂肪肩上。在跑步所需的燃料中，蛋白质通常只占 5% 左右，但是如果肌糖原储量低，蛋白质就要负责填补缺口，其占比可能会飙升到 15%。因此，为了防止肌肉在跑步时依赖蛋白质提供能量，影响蛋白质的构建能力，必须在跑步前摄入足够多的碳水化合物。

蛋白质能让你产生饱腹感，从而有效控制你的食欲。如果饮食中缺乏蛋白质，你不仅会经常感到饥饿，而且还可能面临肌肉量减少、免疫系统功能受抑制、损伤和慢性疲劳增加等风险。那些采用极低热量饮食方案的人群，不仅蛋白质摄入不足，其他营养素也会摄入不足。纯素食者摄入的是植物蛋白。虽然植物蛋白不如动物蛋白好消化，但只要蛋白质来源多样，并且摄入足够多的热量，纯素饮食也可以提供足够多的蛋白质。

研究表明，通过减少热量摄入进行减肥的人，保证每天每磅体重摄入 0.4 克蛋白质（每千克体重 0.8 克），对减轻体重和减少脂肪都更有帮助。也就是说，一个体重 200 磅的人，一天要保证摄入 80 克蛋白质（相当于食用 10~11 盎司牛排，1 盎司 ≈ 28.35 克）。

脂肪

除了碳水化合物，脂肪也是人们减肥时讨论的焦点，它普遍被视为造成肥胖的罪魁祸首。但脂肪和大脑之间的关系，总是被人们所忽视。

人类最显著的进化标志是大脑的发育，直立人（150 万年前～13 万年前）的脑容量为 850～1200 立方厘米，智人（13 万年前第一次出现）的脑容量为 1350～1400 立方厘米。大脑就是身体中的法拉利——需要精心养护，价格昂贵。人类大脑的基础代谢占全部基础代谢的份额比其他灵长类或非灵长类动物多得多。那么，我们是从哪里获得能量来支持我们的大脑正常运转的呢？当然是依赖于富含高能量的脂肪了。对灵长类动物的饮食研究表明，大容量大脑消耗的大量能量均由富含脂肪的饮食提供。大脑的这种需求甚至会对人体组成成分产生影响，特别是年轻时。人类的婴儿比其他哺乳动物的婴儿拥有更多的身体脂肪，这使得人类的大脑能够通过储存的能量来高速发育。而且，如果无法获得足够多的膳食脂肪，人类的婴幼儿会通过抑制身体的线性增长来保持甚至增加身体的脂肪比例，以便为大脑的发育提供足够多的脂肪。因此，从进化的角度来看，脂肪是促进人类大脑发育所必需的物质。

每克脂肪提供的热量是碳水化合物和蛋白质的两倍以上，因此它成了高效的热量来源。脂质是细胞膜的主要成分，可以帮助身体吸收脂溶性维生素 A、维生素 D、维生素 E 和维生素 K，利于神经系统正常运转。

很多减肥饮食都要求减少脂肪摄入，因为人们认为摄入脂肪会使人发胖。这听起来似乎合乎逻辑，但真相却是：脂肪本身并不会使人发胖，高脂肪饮食带来的额外热量才会。每克脂肪含有 9 千卡热量（每克碳水化合物和蛋白质含有 4 千卡热量），只要摄入量得当，不让高脂肪饮食带来额外的热量，人们就不会变胖。

超重或肥胖的人要想达到长期控制体重的目的，低脂肪的饮食远不如限制热量的饮食有意义。脂肪含量过低的饮食，可能会导致人们在跑步的过程中过早疲劳（慢跑时，肌肉依靠储存在肌肉中的脂肪提供能量），也无法让脂质发挥其他作用（如维持细胞膜的完整性、协助激素生成、帮助身体吸收脂溶性维生素等）。但是脂肪摄入也不能太多，以免阻塞动脉，诱发心脏病。

脂肪有 3 种：饱和脂肪、多不饱和脂肪和单不饱和脂肪。饱和脂肪在室温下是固态的，它会对血液胆固醇水平产生负面影响，增加人们患上心脏病的风险（反式脂肪虽然属于不饱和脂肪，但在食品制造行业中往往经过氢化处理，在人体中的作用与饱和脂肪无异，会增加患心脏病的风险），所以要尽量限制饱和脂肪的摄入量。所有动物产品，如肉类、奶酪和全脂牛奶等都含有饱和脂肪和反式脂肪，天然或人工黄油、猪油、热带植物油（棕榈油、椰子油和棕榈仁油等）、商业烘焙食品和休闲食品中所含的氢化脂肪等，也都含有饱和脂肪。多不饱和脂肪（大豆油、葵花籽油等）及单不饱和脂肪（山茶油、橄榄油等）在室温下是液态的，对血液胆固醇水平和心脏健康有着积极的作用。

因此，减肥时要尽量选择摄入不饱和脂肪而非饱和脂肪。摄入饱和脂肪会使更少的脂肪被消耗、更多的脂肪被储存起来。不饱和脂肪含量高的饮食更利于体重减轻。

综上，不饱和脂肪对减肥和健康都有益，饱和脂肪对二者都不利。

摄入哪种营养素最利于减肥？

去任何一家书店的减肥类书籍陈列架前站一站，你就会了解到，围绕哪种饮食——低碳水化合物、高碳水化合物、低脂肪、高脂肪、高蛋白——对减肥最有效这个问题，人们展开了激烈的辩论。当今社会，人们对食物的营养成分过于着迷，直接导致了我们对食材本身的忽视。

为了确定饮食成分原本的样子和味道，继而对大众饮食中营养素对减肥的影响进行判断，很多机构展开了相应的研究。这些研究表明，如果摄入的热量一定，营养素如何组合，对减肥来说并不重要。

例如，哈佛大学公共卫生学院于 2009 年在著名的《新英格兰医学杂志》(*New England Journal of Medicine*)上发表了一项研究成果。研究中，科学家们为 811 名超重的成人拟定了相同的热量摄入标准，并给他们随机安排了以下 4 种饮食中的 1 种，实验期限为两年。

1. 低脂肪、适中的蛋白质、高碳水化合物饮食(20% 脂肪、15% 蛋白质、65% 碳水化合物)

2. 低脂肪、高蛋白质、适中的碳水化合物饮食(20% 脂肪、25% 蛋白质、55% 碳水化合物)

3. 高脂肪、适中的蛋白质、适中的碳水化合物饮食(40% 脂肪、15% 蛋白质、45% 碳水化合物)

4. 高脂肪、高蛋白质、低碳水化合物饮食(40% 脂肪、25% 蛋白质、35% 碳水化合物)

6 个月后，4 组参与者的体重平均减少了 13 磅。12 个月后，他们的体重均出现反弹。两年后，采用 15% 蛋白质(6.6 磅)饮食的参与者和采用 25% 蛋白质(7.9 磅)饮食的参与者减少的体重类似；采用 20% 脂肪(7.3 磅)饮食的参与者和采用 40% 脂肪(7.3 磅)饮食的参与者减少的体重类似；采用 65% 碳水化合物饮食(6.4 磅)的参与者和采用 35% 碳水化合物(7.5 磅)饮食的参与者减少的体重类似。因此，对减肥而言，热量一定的情况下，饮食中营养素的比例搭配并没有那么重要。

位于瑞士巴塞尔的巴塞尔临床流行病学研究所对随机样本进行了对照研究分析。该对照研究比较了没有热量限制的低碳水化合物饮食与限制热量的低脂肪饮食对体质指数大于 25 的超重人群的影响。他们发现，6 个月后，低碳水化合物饮食对体重减轻更为有效；但 12 个月后，两种饮食对体重减轻的效果就没有什么不同了。不管碳水化合物还是脂肪，只要减少热量摄入，体重都会减轻。

在发表于《美国饮食协会杂志》(*Journal of the American Dietetic Association*)的另一项研究中，来自美国农业部农业研究局的实验室之

体重减轻与饮食成分无关，限制热量摄入才是关键因素。

——贝尔茨维尔人类营养研究中心的科学家们研究了 9 种大众饮食，给出了 10014 名成年人的实验数据。他们发现，素食让人们摄入的热量最低，但饮食质量最高的是碳水化合物比例高的饮食，其中至少包括一份美国农业部膳食指南金字塔中五大类食品中的食品。饮食质量最低的是低碳水化合物饮食，这可能是因为低碳水化合物饮食中缺乏水果和蔬菜造成的。摄入素食和采用高碳水化合物饮食的人体质指数明显偏低，而体质指数最高的是采用低碳水化合物饮食的人群。也许这是因为采用高碳水化合物饮食的人有能力跑得更多，可以接受更高强度的训练，而这有助于减轻体重并降低体质指数。

在对其他 200 多项针对饮食营养成分的研究回顾中，科学家们发现，体重减轻与饮食成分无关，限制热量摄入才是关键因素。

那么，在使体重持续减轻方面，饮食中的营养成分会变得非常重要吗？为了回答这个问题，丹麦哥本哈根大学的科学家们在 6 个多月里对 3 种不同饮食方案进行了追踪研究。他们将平均体质指数为 31.5 的超重或肥胖人士随机分成了 3 组：适中至高脂肪饮食组（35%~45% 脂肪）、低脂肪饮食组（20%~30% 脂肪）、控制饮食组（35% 脂肪）。3 种饮食方案中的蛋白质比例都为 10%~20%。在 6 个月的实验期间，参与者可以随心所欲地食用分配给他们的食物。6 个月后，科学家们发现，没有哪种饮食方案在使体重持续减轻方面更胜一筹，这表明营养成分在使体重持续减轻方面也不是那么重要。

在对美国国家体重控制登记中心平均减重 66 磅并将体重保持 5 年的参与者的回顾中，来自匹兹堡大学医学院的研究人员发现，参与者在体重减轻后均选择了低热量、低脂肪的饮食。具体而言，女性平均每天摄入 1306 千卡热量，其中 24.3% 来自脂肪；男性平均每天摄入 1685 千卡热量，其中 23.5% 来自脂肪。

控制热量的一个有效办法就是提高热量的质量。

希望你现在已经明白，对减肥来说，限制热量摄入比特定的营养组合更重要，而控制热量的一个有效办法就是提高热量的质量。例如，含有蛋白质的食物，会使你在摄入较少热量的前提下增加饱腹感。事实上，蛋白质确实比碳水化合物或脂肪更能使人产生饱腹感。因此，高蛋白饮食对减肥和减肥后的体重保持都有很好的效果——蛋白质引起的饱腹感减少了每日总热量的摄入。

在一项来自华盛顿大学医学院的研究中，研究人员让志愿者采用由 35% 脂肪、50% 碳水化合物和 15% 蛋白质组成的控制热量的饮食方案，实验为期两周。两周后，在进行了血液检查和其他身体检查后，让志愿者采用热量相同，但由 20% 脂肪、50% 碳水化合物和 30% 蛋白质组成的高蛋白饮食方案，继续实验两周。两周后，经过更多的身体检查后，营养比例不变，但取消了热量限制，实验 12 周。最终，研究人员发现，高蛋白饮食导致志愿者的饥饿感明显下降，饱腹感增加。尽管他们可以随心所欲地摄入高蛋白食物，但他们平均每天摄入的热量减少了 441 千卡，平均减重近 11 磅，这完全是热量摄入减少的缘故。

蛋白质不仅会使你有饱腹感。为了将摄入的蛋白质分解为氨基酸，进而用于新陈代谢和储存，人体需要消耗很多能量。简单地说，相比碳水化合物和脂肪，身体在分解和储存蛋白质时会消耗更多的能量。

你是否还有疑惑？事实上，没有一种饮食方案对所有人都适用。这一点一直被很多研究人员忽视。他们总是喜欢引用一项研究成果，围绕其制定出一整套减肥方案。这些方案可能会在短期内对一些人有效，但绝不是广谱减肥方案。若想达到安全、可持续的减肥目标，没有捷径可走，也没有适用于所有人的灵丹妙药。我只能在综合了所有减肥研究结果后告诉你：适量的碳水化合物和高蛋白饮食有助于减肥，这是因为高质量的营养能够为运动补充燃料并使你有饱腹感。但更主要的是，营养成分对于减肥并不重要，真正重要的是减少热量摄入。

按照美国医学研究所食品与营养委员会的建议，经常运动的人群可接受的营养素分配比例是 45%~65% 碳水化合物、10%~35% 蛋白质、20%~35% 脂肪。如果你决定每天摄入 1500 千卡热量，那就意味着每天要食用 675~975 克碳水化合物、150~525 克蛋白质、300~525 克脂肪。你肯定注意到了这些数字存在较大的变化范围。是的，这是将个体差异考虑进来后设置的。究竟应该怎么设置才是最适合你的，还需要你通过实践去不断摸索。而且，保证一天里摄入营养素的克重和百分比非常精确，并不是减肥的关键。只要你在建议范围内食用足够量的食物，满足维持身体健康和跑步的需要，那就错不了。事实上，你会比“不错”还要好。此时，你应该像一台增压发动机一样，已经准备好去跑、去看、去感知最好的自己了。

营养与用餐时间

很明显，摄入热量的多少会对你的减肥效果产生很大影响。微妙的是，用餐的时间，或者更具体来说，不同营养素的摄入时间，也会影响减肥的效果。

在摄入碳水化合物后的 30~60 分钟内，为了应对血液中葡萄糖的增加，胰岛素分泌量会增加 8 倍。因此，摄入碳水化合物的最佳时间要么是一大早需要碳水化合物作为燃料的时候，要么是跑步后需要立即补充所消耗的碳水化合物的时候。这样，大量分泌的胰岛素才能帮助身体把养分输送到需要修复的肌肉空隙中，以达到理想的肌肉修复效果，而不是增肥。

减肥的结果证明，你妈妈说的确实是对的——早餐是一天中最重要的一餐。因为经过一夜的禁食，早上血糖较低，此时补充碳水化合物可以有效补充血糖和肌糖原，而不会增加脂肪储备。此外，不吃早餐带来的饥饿感很有可能在当天晚些时候让你吃更多的东西来补偿。研究表明，与晚餐摄入高热量相比，早餐摄入高热量有助于体重减轻。

以色列特拉维夫大学的科学家们将93名超重或肥胖的女性分为两组，分别采用营养成分相同、热量均为1400千卡的两种饮食方案，共12周。这两种饮食方案唯一的区别是：方案1包含一顿丰盛的早餐（占每日热量的50%）和一顿简单的晚餐（占每日热量的14%），方案2则包含一顿丰盛的晚餐和一顿简单的早餐，百分比相反。12周后，食用高热量早餐的女性比食用高热量晚餐的女性体重平均减轻了近2.5倍（分别为19磅和8磅）。而且，与食用高热量晚餐相比，食用高热量早餐更能减小腰围和降低体质指数。

另外，西班牙穆尔西亚大学的科学家们选取了420个人，针对午餐开始时间对减肥的影响进行了为期20周的研究。在地中海地区的饮食习惯里，午餐是一天中的主餐，提供每天消耗热量的40%。在这项研究的参与者中，51%的人被安排早进午餐（午餐时间在下午3点之前），49%的人被安排晚进午餐（午餐时间在下午3点之后）。结果，5周后科学家们发现，早进午餐者比晚进午餐者减掉的体重更多，也更迅速。早进午餐者比晚进午餐者消耗的热量多，而不进早餐者比晚进午餐者消耗的热量更少。午餐时间对减肥的影响独立于其他因素之外，包括热量摄入、营养成分、能量消耗、刺激食欲的激素分泌和睡眠时间等，因为不同组的参与者的这些因素都是相似的。虽然目前用餐时间影响减肥效果的原因尚不明确，但猜测这也许是因为用餐时间影响了饥饿激素分泌的周期。

水

不管照镜子时看到的是肌肉还是脂肪，你都无法否认水是身体的主要组成部分（平均占体重的60%~70%）。水对细胞内发生的大部分化学反应至关重要，包括生成肌肉收缩时使用的能量（ATP）的过程。喝水不仅对细胞的化学反应非常重要，而且能够将胃填满，让你不再想吃更多的东西。

许多人从饮料中摄入大量不必要的热量，这很容易阻碍减肥计划的顺利进行。事实上，有些人喝进去的热量比吃进去的热量还要多。碳酸饮料、咖啡、果汁、思慕雪等都可以显著增加摄入的总热量，成为减肥的一大障碍。一罐12盎司的可口可乐就含有140千卡热量（要跑近2.4千米才能燃烧掉），而且这些热量的营养价值几乎为零。即使是无糖汽水，也含有人造甜味剂，它们和糖一样，可以提高胰岛素水平，导致体重增加。为了减少摄入不必要的热量，水即使不是唯一，也应该是最主要的生活饮料。用水代替碳酸饮料等甜味饮品可能是减少热量摄入，同时增加饱腹感的最简单的方法。

当你跑步时，会通过出汗甚至是呼吸失去水分。此时，体温便会升高。为了防止体温上升到危险的水平，在中枢神经系统的调控下，体内发生一系列复杂的反应，其中包括肌肉和其他器官的供血血管收缩、皮肤供血血管扩张等。这会导致血液从肌肉和其他器官转移到皮肤上来，从而通过皮肤表面的空气对流对身体进行冷却。随着流向肌肉的血液（和氧气）减少，你的跑步速度自然会变慢。

如果这时你没有摄入足够多的水来补充血量，血液将变得黏稠，继而降低心脏的每搏输出量、心输出量和供氧量，运动表现必然下降。

长跑（1 小时或更长时间）后一定要补充水分。尽量饮用含有钠的液体，刺激肾脏保留水分。如果跑步时间不到 1 小时，那么普通的水和均衡的饮食结合起来进行补充，效果也很好。

尿液的颜色是检测身体水合状态的良好指标，像柠檬水一样的浅色表明你体内有充足的水分。相反，如果尿液看起来像苹果汁，那么赶快去喝水吧。

美国医学研究所建议男性每天至少喝 12.5 杯（约 3 升）水，女性每天至少喝 9 杯（约 2.3 升）水。这个量其实是很大的！

跑步者如何安排用餐时间也会影响到热量的去向——是用来满足新陈代谢的需求还是转化为脂肪储存起来。除了早餐和午餐时间，大部分碳水化合物都应该在跑步后立即补充。跑步会消耗肌糖原储备，跑步后的 45 分钟内，肌肉急需碳水化合物。在摄入碳水化合物后，胰岛素分泌会立刻增加。而胰岛素能促进肌糖原的合成。

经过一夜的禁食，血糖已经降到了很低的程度，如果在早餐前跑步，早餐时食用的碳水化合物就更有可能被储存为糖原而不是转化为脂肪，因为你已经创造了代谢需求。早餐前跑步（禁食跑步）也有助于减少一天中摄入的总热量，特别是在早上的晚些时候跑步，因为这样留给自己的进餐时间会更少。但就如第二章里提到的，早餐前跑步可能会引起酮症，因此应尽量避免。

蛋白质是跑步后需要补充的另一种重要营养物质，特别是在你想要塑造肌肉的时候。和碳水化合物一样，当你在训练后，特别是阻力训练后，立即摄入蛋白质，该蛋白质中的氨基酸就会被用来塑造肌肉而不是储存为脂肪。

◆◆◆◆◆

减肥的动力可能来自任何地方，有时甚至是你意想不到的地方。例如，马克·豪布教授的减肥动力就来自他的教室。

“我需要一个开始减肥的理由，”他说，“我的课程项目就是引燃这件事的火花。”40岁的马克·豪布成了自己在能量平衡课堂上唯一的实验对象。在10周的时间里，他不吃早餐、午餐和晚餐，而是每3个小时吃一块奶油夹心蛋糕。其他时间，他还会嚼一些便利店里出售的其他零食——多力多滋薯片、甜麦片和奥利奥饼干——这样他就不会对只吃奶油夹心蛋糕感到厌烦了。

“我们从美国农业部膳食指南列出的致胖食品中为这个项目选择食品。”他说。当然，他不会因为实验就完全牺牲自己的健康。每天他都会服用多种维生素，喝蛋白质奶昔，晚上吃一些蔬菜，通常是一罐青豆或一些芹菜。他将每天摄入的热量限制在1800千卡以下，平均大约为1650千卡，但其中的⅔来自垃圾食品中的饱和脂肪。

马克的奶油夹心蛋糕饮食法，引起了媒体的广泛关注，他成了《医生说》（*The Doctors*）和《早安美国》（*Good Morning America*）电视节目的特约嘉宾。人们看到，他在10周内减掉了27磅，体脂率从33.4%下降到了24.9%，体质指数也从28.8下降到了24.9。另外，他的健康指标同时得到了极大改善——“坏胆固醇”水平下降了20%，“好胆固醇”水平上升了20%，衡量血液中脂肪含量的甘油三酯下降了39%。尽管他吃的是“不健康”的食物，但体重减轻却使他变得“更健康”了，至少通过以上指标来看，情况是这样的。在开始执行奶油夹心蛋糕饮食法之前，马克尝试过健康饮食法，全谷物、纤维素、浆果、香蕉和蔬菜等都是他的首选，只是偶尔会吃点比萨。但是，他的体重并没有减轻。“我一直觉得健康饮食和健康之间似乎并无关联，”他说，“因为即便食物很健康，但若吃得太多，同样不会有健康的身体。尽管我们总是被告知不要食用垃圾食品，但用奶油夹心蛋糕这种垃圾食品进行减肥，过程却相对容易。我现在终于明白了，我的问题是摄入食物的量，而不是种类。”

虽然我不建议将奶油夹心蛋糕添加到本书的饮食计划中，但马克的实验却再次证实了一点，那就是：摄入的热量与消耗的热量之差才是影响体重的关键因素。

现在，让我们回到阿尔伯特·爱因斯坦的著名公式：$E = mc^2$ 上来。如果摄入的能量（热量）比通过锻炼和其他活动消耗的能量多，多余的能量就会被储存在体内，转化为质量；如果消耗的能量比摄入的能量多，就会失去质量。正如这个公式所表达的：能量增加，质量就会增加；能量减少，质量就会减少。因为能量和质量成正比。

事实上，如果你从事体力劳动，那么你吃掉的所有食物（只要相对于热量消耗而言不过量），无论它是什么，都会被用作燃料耗尽，而不会堆积在体内。

你一定要吃那些能够让你产生饱腹感的营养食品，这样你就能在一整天内不出现饥饿感。如果你吃的大多是垃圾食品，那么就很容易吃得过多，因为它们不容易让你产生饱腹感。不信的话，请你试着吃下一块巧克力曲奇饼干，再在明天的同一时间吃下一份羽衣甘蓝沙拉，体会一下不同的感觉。虽然这两种食物含有同样多的热量，但羽衣甘蓝沙拉有明显的饱腹作用，而巧克力曲奇饼干却会让你吃完一块想要接着再吃一块。

通过课程项目，马克不只认识到了热量值的意义，还对大众饮食形成了自己的看法：“我发现，人们在选择了某种立场后，会变得非常刻薄。无论是低碳水化合物饮食法还是原始人饮食法，都会引起人们激烈的讨论甚至对对方的诋毁。其实，当今社会中‘不要吃这个，不要吃那个’的魔咒毫无意义。虽然饼干的热量比较高，但每周吃两次饼干也没多大关系，吃奶油夹心蛋糕也是如此。只要不是完全用垃圾食品取代健康食品，只要你摄入的热量不超标且你吃的东西能够满足你对营养的日常需求，那么时不时吃一些不健康的零食也无伤大雅。”

事实上，没有“最佳”饮食法。所有饮食法，即便是奶油夹心蛋糕饮食法，只要可以产生热量赤字，就是有效的减肥饮食法，值得你去坚持。“从食物和健康的角度来看，人们需要清楚自己的身体需要什么。”马克说。

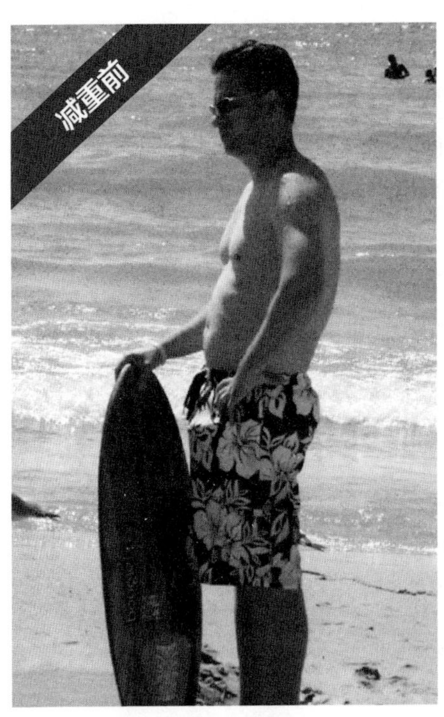

减重前的马克·豪布博士，
体重 201 磅

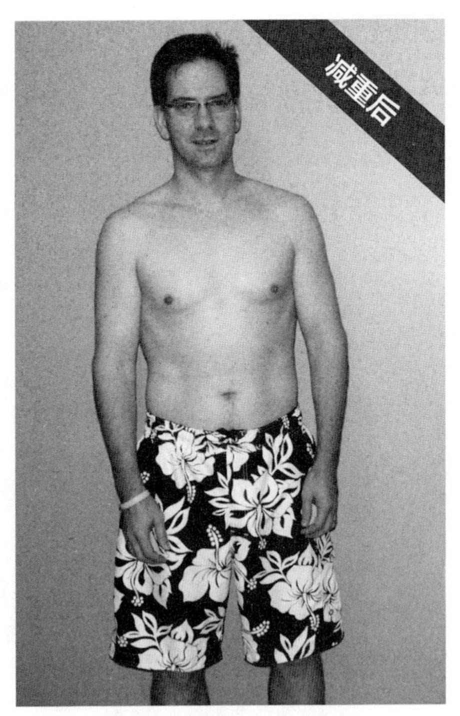

减重后的马克·豪布博士，
体重 174 磅

完成课程项目后，马克重新开始食用“更健康”的食物，不再继续采用奶油夹心蛋糕饮食法。“现在我必须更加注意自己的饮食，以免体重反弹。”他说，“从实验开始，我就减少了饭量，并且形成了习惯，这对我来说是一个积极的结果。”

马克在教自己的孩子打棒球时膝盖严重受伤，因此现在的他即使跑步也不能跑得太多了。但他以前在大学时是跑步者，很清楚跑步对减肥的好处。“我每周跑 137 千米时，体脂率处于最低水平。”他说，“如果我跑得过少，会很难维持体重。”

第六章

跑步减脂饮食计划

“一天晚上，当我在上面走的时候，我想，我能不能在上面跑呢？”

珍·赫德森·莫舍（Jen Hudson Mosher）在纽约北部的一个小镇上长大，一直是一个胖乎乎的孩子——她的身材从来就没有好过。高中最后一年，在上大学前的例行体检中，她发现自己的体重达到了 202 磅。“对大多数人来说，202 磅只是稍胖，”她说，“但我的身高只有 5 英尺 1 英寸，所以这个体重对我来说就是肥胖。”

在接下来的 4 年里，她过着典型的大学生活——喝大量汽水，吃不健康的食物，体重持续增加。她说自己试过几次，想要开始健康的生活，比如采用健康的饮食方案、去校园健身房健身，但这些努力都没能长久。大一时，她的父亲死于心脏病，年仅 42 岁。她说：“当时我便开始担心自己的命运也会如此。”

大学毕业后，她离开了宿舍，先是和母亲一起住，然后是和男友，也就是现在的丈夫住在一起。“我每周至少吃 5 天快餐，而且几乎不运动。”她说，“我和男友同居的时候，无法去一般的服装店买衣服，因为那里没有适合我的大码衣服。但我又是一名职业女性，必须有合适的衣服，所以只能在网上买大码女装。”

珍知道自己属于肥胖范畴，但认为体重问题没那么严重，她说：“我经常牵着狗出去散步，走上 3 千米，没有大的健康问题，所以我觉得很好。我告诉自己，我注定肥胖，这无法改变。”

在 30 岁出头的时候，珍的身体开始出现与肥胖有关的疾病。她被诊断患有重度睡眠呼吸暂停综合征，这是在超重人群中常见的一种呼吸紊乱，表现为在睡眠过程中反复出现呼吸短暂中断的现象。另外，她的膝盖一直疼。“爬楼梯对我来说是一项艰巨的任务。”她说。

2010 年 2 月，37 岁的珍体重达到了最高值。“我记得走进医生办公室量体重时，读数是 344 磅，比美国国家橄榄球联盟（NFL）的大多数后卫还重。”她说，“我必须要做出改变了。”

在本书中，你找不到什么灵丹妙药、减肥秘籍或饮食圣经，你可以找到的，只是行之有效的、朴实的饮食计划。我们不会对你吃什么加以限制，只会限制你吃多少、什么时候吃。想要减肥的人往往对吃什么很严苛，其实不需要这样。你毕竟是人，“坏的”、高热量的食物吃起来味道很好，可以让你觉得减肥生活没有那么艰难。只要始终将自己的目标放在最重要的位置上，并且让它指引你走在正确的道路上，吃什么并不那么重要。你完全可以吃到满意为止，而不只是填饱肚子。建议你吃得慢一点儿，这样当你吃到心满意足的时候会有更好的感觉。如果吃得太快，那么还没有吃到心满意足，额定的热量就已经摄入完毕了。

本书的饮食宗旨就是在保证减肥效果和健康的同时，为跑步提供合适的燃料，从而帮助你在不受伤的前提下，最大限度提高跑步成绩，并从中获益。

美国人的理念是先吃后锻炼，人们经常会说："我明天必须去健身房把这顿饭消化掉。"想象一下，如果把同样的理论应用到汽车上，不让汽车跑，却给汽车加上超出油箱容量的汽油，然后说："我明天必须多开一会儿来消耗掉这些额外的汽油。"这不是很奇怪吗？我们开车，然后给汽车加油，这样明天才可以接着开。我们知道汽油是汽车的燃料，那为什么不把食物当作驱动身体的燃料呢？我从来没有把跑步当成是消耗掉我刚吃过的大餐的方式。我先跑步，然后吃东西来补充燃料，这样明天跑步的时候感觉就会更好。当体力活动先于食物摄入，而不是反其道而行之时，你的健康状况和生活状态都会越来越好，因为把吃下去的食物当作燃料和从跑步中恢复的营养，你就永远不用节食了。

如果你不跑步，那节食的地位就会高于一切——你绝不能吃巧克力饼干。

很多饮食计划之所以让人难以坚持，原因就是指导思想僵化。它们总是会对某几类食物进行机械性的限制，完全不顾现实情况。当你跑步的量很大时，加入额外的燃料会让你在执行计划时拥有更多的灵活性。你完全可以吃一些巧克力饼干，这肯定不会破坏你的减肥目标。当然，如果你不跑步，那节食的地位就高于一切——你绝不能吃巧克力饼干。

也就是说，正如我们之前所讨论的，刚开始跑步时，因为跑得少、跑得慢，所以少吃一些（每天减少 300~500 千卡热量摄入）能更好地帮助你减小腰围。可一旦开启真正的跑步旅程，你继续执行原先的饮食计划，肯定会感觉饥饿难耐。因此，先用几周时间来习惯摄入较少的热量，然后再开始正式实施你的跑步计划。这样，即使你后来吃得多了一些，也可以更容易地产生更大的热量赤字。

我曾经想列出一个每周只有 3 天、4 天或 5 天进餐的营养食谱，但后来发现行不通，因为人们必须每天进餐。虽然每天都要进餐，但每天都要控制进餐量，同时还要避免出现饥饿感，保证特定的宏量营养素和微量元素的摄入量。为了实现这些目标，本书的饮食计划中列出了很多能使你产生饱腹感且富含营养的食物。

本书营养食谱中的所有餐食，都是使用营养分析软件开发出来的，符合特定的营养配置要求，即 35%~45% 的碳水化合物（略低于第五章提到的美国医学研究所建议的范围，因为研究结果支持通过较低比例的碳水化合物来减肥）、20%~35% 的蛋白质和 20%~35% 的脂肪。食谱同时强化了包括纤维素在内的其他营养物质，以确保你的健康。而且，纤维素会使你产生饱腹感，让你减少进食量，从而有助于减肥目标的实现。当然，它还会降低你患慢性疾病的风险，比如糖尿病、心血管疾病和一些癌症。

我们的食谱是灵活的，在碳水化合物、蛋白质和脂肪比例不变的前提下，每餐都可以有不同的选择，而不是给你规定一个严格不变的膳食计划，让你每天坚持特定的饮食。早餐、午餐、晚餐和小吃都有 5 种选择，因此至少有 625 种组合供你选择，这样你就不会感到厌烦了。

只要能够保证一天内总热量摄入符合要求，你可以将不同类别的餐食进行混合搭配（比如将午餐餐食和晚餐餐食进行交换）。一定要保证跑步后一小时内进餐，特别是同一天跑两次或第二项锻炼不是跑步时。

你也可以根据跑步的情况来调整碳水化合物的比例。例如，跑步距离较长或速度较快时，选择碳水化合物比例略高的早餐，这样会有足够的能量来完成锻炼，并保持良好的感觉；跑步距离较短或速度较慢时，选择碳水化合物比例略低的早餐。

在本书的饮食计划中，还会出现一些甜点，这可能是你很高兴看到的。每周享用一到两份甜点是很重要的，因为生活中不能没有美味。

但是，不要每天甚至每餐之后都吃甜点，那样只会阻碍你的减肥计划的实施。

本章中所有食谱都是一份的量。如果你想多做一些，够一周吃，只需要将数量按比例增加即可。

跑步减脂食谱

◆◆◆

素食主义者和素食替代品

如果你是素食主义者，那么可以用下列图表中的替代品来代替食谱中的肉类或乳制品。注意，这些替代品虽然也是健康的、符合减肥饮食要求的，但同时不可避免地会略微改变每餐的营养配比。

食材	替代品
蛋白、火鸡肉培根	素食香肠饼或素食培根
牛奶、酸奶	豆浆、杏仁奶或椰奶
炒鸡蛋	素食鸡蛋
动物蛋白 （如虾、鱼、牛肉等）	植物蛋白（如豆豉、面筋、豆腐、豆类等，按盎司进行替代）

早餐

◆

（250~300 千卡热量）

每天选择其中一份作为自己的早餐

素食奶酪蛋白饼

用 5 个蛋清做一张单层煎蛋饼，将蒸熟的西蓝花放在蛋饼上，加入磨碎的瑞士奶酪，然后卷起来佐以一份轻度焙烤的苹果。

299 千卡热量：碳水化合物 37%，蛋白质 37%，脂肪 26%，纤维 7 克。

富含核黄素（维生素 B_2）。核黄素是能量生产所需的一种重要维生素。

◆

莎莎酱蛋卷

玉米饼加热，然后卷起，在里面填满炒鸡蛋和美味的莎莎酱，佐以 ½ 杯葡萄。

289 千卡热量：碳水化合物 36%，蛋白质 20%，脂肪 44%，纤维 2 克。

提供每日所需磷元素的一半。磷是肌肉收缩所需的一种重要物质。

◆

坚果肉桂燕麦粥

有益健康的坚果（碎核桃仁）和芳香的燕麦粥，加入肉桂，佐以蛋白和火鸡肉培根。

285 千卡热量：碳水化合物 37%，蛋白质 32%，脂肪 31%，纤维 5 克。

铁含量较高。铁是血液氧合作用所需的一种重要矿物质。

◆

苹果花生酱吐司

将有益心脏健康的花生酱涂抹在烤好的全麦吐司上，
再把香脆的苹果放在上面，
佐以火鸡肉培根食用。

268 千卡热量：碳水化合物 42%，蛋白质 21%，脂肪 37%，纤维 5 克。

提供每日所需的锰元素。锰对骨骼生成和血糖控制非常重要。

◆

草莓核桃酸奶冻糕

分层放入浆果酸奶、希腊酸奶、有益心脏健康的核桃和多汁的草莓，
然后进行冷冻。

300 千卡热量：碳水化合物 47%，蛋白质 22%，脂肪 31%，纤维 8 克。

富含维生素 C。维生素 C 是能够提高人体免疫力的一种重要的抗氧化剂。

午餐

◆

（350~400 千卡热量）

每天选择其中一份作为自己的午餐

金枪鱼三明治

令人垂涎的组合：金枪鱼＋融化的切达奶酪＋烤至完美的英式全麦松饼。

佐以一杯草莓食用。

400 千卡热量：碳水化合物 42%，蛋白质 37%，脂肪 21%，纤维 5 克。

含有有益于心脏健康并对抵御炎症非常有效的 ω-3 脂肪酸。

◆

经典的汤和半份三明治

美味而有益于心脏健康的扁豆汤和半份火鸡肉三明治，

三明治里塞满青翠的蔬菜和味道浓郁的西红柿。

359 千卡热量：碳水化合物 50%，蛋白质 34%，脂肪 16%，纤维 5 克。

富含维生素 B_{12}。维生素 B_{12} 主要参与新陈代谢和神经系统的运作。

◆

意大利鸡肉比萨

意大利经典美食，配以烤鸡肉、味道浓郁的西红柿酱和黏稠的奶酪。

356 千卡热量：碳水化合物 39%，蛋白质 36%，脂肪 25%，纤维 2 克。

完全满足烟酸的每日需求量。烟酸是提高“好胆固醇”比例的重要维生素。

◆

火鸡肉奶酪卷

裹以切达奶酪的熏火鸡肉迷你卷，

佐以葡萄干食用。

388 千卡热量：碳水化合物 43%，蛋白质 35%，脂肪 22%，纤维 2 克。

富含维生素 B_{12}。维生素 B_{12} 主要参与新陈代谢和神经系统的运作。

◆

主厨沙拉

由生菜、西红柿、美味的火鸡肉和有益健康的熟鸡蛋组成的一大碗沙拉，

浇上低热量沙拉酱，

佐以全麦饼干食用。

362 千卡热量：碳水化合物 42%，蛋白质 37%，脂肪 21%，纤维 6 克。

这份沙拉含有 6 克纤维，可以让你的饱腹感维持数小时。

晚餐

◆

（400~500 千卡热量）

每天选择其中一份作为自己的晚餐

照烧三文鱼

三文鱼用照烧酱腌好，完美烤制，挤上柠檬汁，

佐以糙米和蒸西蓝花食用。

426 千卡热量：碳水化合物 42%，蛋白质 33%，脂肪 25%，纤维 3 克。

富含维生素 B_{12}。维生素 B_{12} 主要参与新陈代谢和神经系统的运作。

富含抗炎的 ω-3 脂肪酸。

◆

蒜蓉虾意面

将烤好的虾和腌好的洋蓟置于意大利面上，浇上橄榄油和帕尔玛奶酪。

481 千卡热量：碳水化合物 40%，蛋白质 27%，脂肪 33%，纤维 9 克。

硒含量很高。硒是一种有效的抗氧化剂，可以保护细胞免受伤害。

◆

火鸡肉汉堡和薯条

一个热腾腾的火鸡肉汉堡，里面塞满炒洋葱，佐以烤薯条食用。

472 千卡热量：碳水化合物 41%，蛋白质 25%，脂肪 34%，纤维 5 克。

提供每日所需的一半以上的维生素 B_6。维生素 B_6 参与 100 多种人体代谢过程。

◆

菲力牛排配芝麻菜沙拉

一份煎至恰到好处的嫩菲力牛排，

佐以撒有葡萄干的芝麻菜、梨和山羊奶酪拌的沙拉。

499 千卡热量：碳水化合物 40%，蛋白质 25%，脂肪 35%，纤维 7 克。

富含维生素 B_{12}。维生素 B_{12} 主要参与新陈代谢和神经系统的运作。

◆

花园煎蛋卷

将煮熟的西蓝花、蘑菇、西红柿和切达奶酪搅拌在一起，

卷在两个松软的蛋饼中间，

佐以全麦吐司和橙子。

408 千卡热量：碳水化合物 38%，蛋白质 25%，脂肪 37%，纤维 8 克。

维生素 C 的含量几乎是每日所需量的两倍。维生素 C 是能够提高人体免疫力的一种重要的抗氧化剂。

小吃

◆

（150~250 千卡热量）

每天选择其中一份作为自己的小吃

花生酱和芹菜

（素食）

大而脆的芹菜，加入 2 汤匙纯天然花生酱。

194 千卡热量：碳水化合物 16%，蛋白质 15%，脂肪 69%，纤维 3 克。

◆

什锦干果

（素食）

巴旦木、核桃、葡萄干和杏仁等美味的组合。

174 千卡热量：碳水化合物 46%，蛋白质 8%，脂肪 46%，纤维 3 克。

◆

鸡蛋沙拉年糕

蛋黄酱鸡蛋沙拉搭配酥脆的年糕。

157 千卡热量：碳水化合物 24%，蛋白质 19%，脂肪 57%，纤维低于 1 克。

◆

鹰嘴豆泥和胡萝卜

（素食）

小胡萝卜蘸上 5 盎司可口的鹰嘴豆泥。

152 千卡热量：碳水化合物 53%，蛋白质 10%，脂肪 37%，纤维 2 克。

莎莎酱牛油果
（素食）

加有莎莎酱的牛油果。

153 千卡热量：碳水化合物 37%，蛋白质 9%，脂肪 54%，纤维 7 克。

甜点

◆

（100~225 千卡热量）

每周可选择 1~2 份甜点

香草奶油水果沙拉

你最喜欢的时令水果与香草奶油的美味组合。

164 千卡热量：碳水化合物 88%，蛋白质 7%，脂肪 5%，纤维 2 克。

◆

奶油巧克力布丁

加有可可粉的奶油布丁。

加普通糖，206 千卡热量：碳水化合物 72%，蛋白质 16%，脂肪 12%，纤维 1 克。

加非营养性糖类替代品（如善品糖、怡口糖或甜菊糖等），142 千卡热量：碳水化合物 60%，蛋白质 23%，脂肪 17%，纤维 1 克。

◆

姜味烤苹果

苹果中加肉桂和糖烤至冒泡，浇上辛辣的姜味奶油。

142 千卡热量：碳水化合物 91%，蛋白质 4%，脂肪 5%，纤维 4 克。

◆

花生酱燕麦免烤饼干

红糖口味的花生酱燕麦免烤饼干，佐以葡萄干。

222 千卡热量：碳水化合物 64%，蛋白质 10%，脂肪 26%，纤维 3 克。

饮品

◆

水

◆

风味水

（加有柠檬、酸橙或黄瓜的水；市面上出售的风味水，如柠檬味的巴黎水、不含糖或热量的水）

◆

黑咖啡

◆

茶

◆

气泡水、苏打水或其他碳酸水

◆

起泡酒

◆

无糖汽水

人造甜味剂（无热量）可用于调节口味。

具体制作方法

◆◆◆

早餐

素食奶酪蛋白饼

5 个蛋清

½ 杯[①] 切碎的西蓝花，清蒸

1 盎司磨碎的瑞士奶酪

高火预热烤箱。取 8 英寸或中等尺寸煎锅，喷涂不粘锅喷雾。小火，将蛋清倒入煎锅中，煎至起泡（3~5 分钟）。然后在蛋清上面放蒸熟的西蓝花和瑞士奶酪碎。将煎锅放在烤箱的烤架上烤 1~2 分钟，注意不要烤焦。蛋清熟透后，从烤箱中取出煎锅，将蛋白饼装盘。

烤苹果

1 个苹果

1 汤匙肉桂

1 包人造甜味剂（可选）

½ 杯水

烤箱预热至 190℃。保持苹果完整，用锋利的削皮刀从顶部取出尽可能多的果核，然后用小勺将籽挖出。在苹果中填入肉桂，需要的话，也可以放入一包人造甜味剂。将水倒在玻璃烤盘里，将苹果放进去，使苹果浸泡在 ⅛ 英寸高的液面下。烤 30~45 分钟，直到苹果变软。

注：可冷藏，吃时重新加热。

① 本书中食材的计量单位及换算关系如下：美制 1 茶匙≈ 5 毫升，1 汤匙≈ 3 茶匙，1 杯≈ 48 茶匙。——编者注

莎莎酱蛋卷

1个鸡蛋

1盎司（1/4杯）磨碎的瑞士奶酪

1个8英寸玉米饼，用烤箱加热

3汤匙莎莎酱

1/2杯葡萄

煎锅（任意尺寸）内喷涂不粘锅喷雾。用煎锅炒鸡蛋并加入奶酪。将炒鸡蛋和奶酪在玉米饼上摊开，抹上莎莎酱。将饼卷起，与葡萄一起享用。

坚果肉桂燕麦粥

2包速食燕麦片或1/2杯钢切燕麦

1/2茶匙肉桂

1/8杯切碎的核桃

2个蛋白

4片火鸡肉培根

按说明准备燕麦（速食或长时间烹饪），烹饪结束时加入肉桂。将粥舀到碗里，加入切碎的核桃。佐以蛋白和火鸡肉培根食用。

苹果花生酱吐司

1片全麦吐司

1汤匙纯天然花生酱

1个苹果，切成片

1片火鸡肉培根

按自己的口味把花生酱涂在吐司上，再放上苹果片，佐以火鸡肉培根食用。

草莓核桃酸奶冻糕

½ 杯低脂浆果酸奶

½ 杯脱脂香草味或原味希腊酸奶

1 杯新鲜（或冷冻）的草莓，切成片

⅛ 杯切碎的核桃

取一个干净的奶昔杯或其他杯子，分层放入浆果酸奶、希腊酸奶、草莓片和核桃，然后进行冷冻。

午餐

金枪鱼三明治

½ 个（5 盎司）水浸金枪鱼罐头（最好是淡金枪鱼）
1 汤匙低脂蛋黄酱
1 茶匙芥末（任何类型均可）
盐、胡椒、香草等调料
½ 片英式全麦松饼
1 片（1 盎司）切达奶酪

高火预热烤箱。将金枪鱼、蛋黄酱和芥末在小碗里拌匀，加入盐、胡椒、香草和其他调味料。将拌好的金枪鱼涂在半片松饼上，上面放切达奶酪，然后放到烤箱里烘烤，直到奶酪融化（1~ 3 分钟）。佐以一杯草莓食用。

经典的汤和半份三明治

1 杯扁豆汤（任意品牌）
1 茶匙芥末（第戎芥末或黄芥末）
1 片全麦面包，切成两半
3 盎司火鸡胸脯肉，切片
2 片比布生菜或罗马生菜
2 片西红柿
4 片黄瓜，带皮

将扁豆汤倒入小锅中，中火煮沸。将芥末均匀地涂抹在两半片面包上。将火鸡胸脯肉、生菜、西红柿和黄瓜片放在其中半片面包上，然后再盖上另外半片面包。

意大利鸡肉比萨

1 个大皮塔面包，纵向切成两半

½ 杯西红柿酱

2 盎司烤鸡，切丁

½ 杯低脂马苏里拉奶酪碎

大蒜粉、牛至、辣椒粉和其他香料

将半个皮塔面包正面朝上放在烤板上，涂上西红柿酱，加入烤鸡肉丁，撒上马苏里拉奶酪碎和香料。放入烤箱，高火烤至奶酪融化、西红柿酱冒泡（2~3 分钟）。

火鸡肉奶酪卷

1 片以熏火鸡肉为原料的午餐肉

1 盎司陈年切达干酪

1 小盒（1 盎司）葡萄干

将午餐肉两面都涂上奶酪并卷成卷，佐以葡萄干食用。

主厨沙拉

3 杯撕开的生菜

1 个中等大小的西红柿，切丁

2 盎司以火鸡肉或火腿肉为原料的午餐肉

1 个煮熟的鸡蛋，切丁

2 汤匙低热量沙拉酱

8 块全麦饼干

将生菜、西红柿、午餐肉、鸡蛋和沙拉酱在大碗里拌匀，佐以全麦饼干食用。

晚餐

照烧三文鱼

1 片（4 盎司）三文鱼

2 汤匙照烧酱

½ 杯即食或已煮熟的糙米

1 杯西蓝花，蒸熟

1 个柠檬角

将三文鱼放入装有照烧酱的塑料密封袋中，放入冰箱腌制 4~8 小时。烹饪时将三文鱼从袋中取出，放在喷有不粘锅喷雾的烤盘上，然后放入烤箱高火烤 6~10 分钟，直到三文鱼熟透。在三文鱼上挤上少量柠檬汁，佐以糙米和蒸西蓝花食用。

蒜蓉虾意面

1 汤匙橄榄油

1 瓣大蒜，切丁

3 盎司（约 12 只）去皮的虾

½ 罐腌制洋蓟心，切丁

4 盎司（约 1½ 杯）煮熟的意大利面

1 汤匙帕尔玛奶酪

在 8 英寸或中等尺寸煎锅中倒入橄榄油并加热，放入大蒜炒至金黄色。将虾放入，炒至粉红色（5~7 分钟）。加入洋蓟心，小火炒 3 分钟。将意大利面放入碗中，倒入虾和洋蓟心一起拌匀，挤上帕尔玛奶酪开始享用。

火鸡肉汉堡和薯条

1 个小洋葱，切成薄片

3 盎司火鸡肉，绞成肉末

1 个小爱达荷土豆，切成细长条

1½ 茶匙橄榄油

盐和胡椒粉（可选）

做汉堡：取 8 英寸或中等尺寸煎锅喷涂不粘锅喷雾，放入洋葱炒至半透明。将火鸡肉握成球状，用拇指压一个坑，填入炒洋葱，然后压扁成厚饼。将饼放入煎锅，小火两面各煎 5 分钟。

烤薯条：将土豆条放到碗里，加入橄榄油搅拌（盐和胡椒粉视需要添加）。将土豆条铺在烤盘上，将烤箱温度调至 190℃烤 20 分钟，每 5 分钟翻一次，每面都要烤到。

菲力牛排配芝麻菜沙拉

3 盎司菲力牛排

2 杯芝麻菜

1 盎司山羊奶酪，打成碎片

1 个巴氏梨，去核，切成薄片

1 汤匙葡萄干

1 汤匙脱脂沙拉酱

取 8 英寸或中等尺寸煎锅喷涂不粘锅喷雾，放入菲力牛排煎制。要经常翻面，使其熟透（需 10~20 分钟，时长取决于牛排厚度和所需的熟嫩程度）。将芝麻菜放到碗里，加入打碎的山羊奶酪、梨片和葡萄干，倒入脱脂沙拉酱拌匀。

花园煎蛋卷

2 个鸡蛋

$1\frac{1}{2}$ 杯西蓝花、蘑菇片和西红柿丁混合物

1 盎司打碎的切达奶酪

1 片全麦吐司

1 个橙子

将鸡蛋打在小碗里。取 8 英寸或中等尺寸煎锅喷涂不粘锅喷雾，放入蔬菜炒至变软，盛出备用。将鸡蛋倒入煎锅中，煎至开始冒泡。倒入煮熟的蔬菜和打碎的切达奶酪，然后将煎锅放到烤箱里高火烤 1~2 分钟，至食材全部熟透。用蛋饼卷好蔬菜，佐以全麦吐司和橙子食用。

小吃

什锦干果

5 个巴旦木

3 个核桃

1 汤匙葡萄干

6 个杏仁

将巴旦木仁、核桃仁、葡萄干和杏仁一起放到小碗里混合食用。

鸡蛋沙拉年糕

1 个煮熟的鸡蛋，切丁

2 汤匙低脂蛋黄酱

1 茶匙芥末

1 块年糕

将鸡蛋丁和蛋黄酱、芥末混合在一起，舀到年糕上。

莎莎酱牛油果

1 个牛油果

½ 杯莎莎酱（从超市购买）

将剥好的牛油果切成两半，取出果核。将莎莎酱填入牛油果中。

甜点

香草奶油水果沙拉

$1/2$ 杯切成丁的时令水果

$1/4$ 杯低脂香草奶油

青柠汁

将水果丁放入中碗中，加入少量青柠汁，放入冰箱冷藏。食用时加入香草奶油（做法见第 154 页）。可以享用 2~3 天。

奶油巧克力布丁

2 杯低脂牛奶或罐装椰奶

$1/8$ 茶匙盐

$1/4$ 杯荷兰可可粉

1 包甜菊糖或 1/4 杯糖

$1/2$ 杯牛奶

3 汤匙玉米淀粉

$3/4$ 茶匙纯香草精

将 2 杯低脂牛奶倒入中等尺寸的炖锅中，加入盐、可可粉和甜味剂加热。同时将 $1/2$ 杯牛奶和玉米淀粉放入小碗中搅拌至溶解，然后将玉米淀粉混合物和香草精加入热牛奶混合物中煮沸。煮沸后，不停地搅拌 2 分钟，转小火再慢炖一分钟。关火，放入冰箱冷藏一夜，使其凝固。

姜味烤苹果

1 个蜜脆苹果、澳洲青苹果或麦金托什苹果

¼ 杯低脂姜味奶油（制作方法见下文）

按照第 143 页的烤苹果方法进行烤制。可以单独烤 1 个苹果，也可以一次烤 3 个苹果，冷藏可保存 2~3 天。食用前将苹果放入烤箱中加热，挤上姜味奶油食用。

奶油（香草味、姜味或巧克力味）

1 茶匙无味明胶

2 茶匙水

¼ 杯脱脂奶粉

½ 杯脱脂牛奶

1 汤匙糖

调味料：½ 茶匙香草精或 ⅛ 茶匙姜粉或 1 汤匙可可粉

将明胶倒入小碗，加水软化 5 分钟。将牛奶倒入中号炖锅，加入奶粉搅匀，慢慢熬煮。然后加入软化的明胶，搅拌至溶解。再加入糖和调味料，冷却至混合物变稠即可。做 2 杯奶油，放入冰箱冷藏室可保存数天，冷冻可以保存更长时间。

花生酱燕麦免烤饼干

⅓ 杯红糖

2 茶匙无糖可可粉

2 汤匙脱脂牛奶

2 汤匙纯天然花生酱

¼ 茶匙香草精

½ 杯速食燕麦片

¼ 杯（1 盎司）葡萄干

将红糖、可可粉和牛奶倒入 4 杯容量的玻璃容器或中等微波炉专用碗中搅匀，放入微波炉高温加热 1 分钟或煮沸，期间搅拌一次。然后加入花生酱、香草精、燕麦片和葡萄干搅匀。将搅匀的食材舀到铺有烘焙纸的盘子上，做成 6 块饼干。放入冰箱冷藏 10 分钟后即可食用。配料给出的量可做 3 份。

如今珍·赫德森·莫舍已经戒掉汽水好几年了。“我从每天喝两到三次激浪饮料到每周喝两到三次，到最后完全不喝了。”她说，“我最后一次喝汽水是在 2010 年 5 月。”她还开始有规律地步行，不再吃快餐，并拒绝在公司聚会上吃蛋糕。“我开始了解健康食品，并开始养成健康的饮食习惯。”到那年秋天，她已经减掉了大约 50 磅。天气越来越冷，所以她买了一台跑步机在家里使用。“一天晚上，当我在跑步机上走的时候，我想：我能不能在上面跑呢？我从来没有跑过步，但仍将跑步机的速度提高到了每小时 7.2 千米，跑了 30 秒。当时，我的体重是 289 磅。”

从那以后，珍开始将跑步融入她的夜间锻炼之中。“我跑得很慢，很痛苦。”她说，“我还记得自己第一次连续跑了 2 分钟后的感觉，我以为我要死了。我讨厌跑步……但同时，我也爱上了它。”

在接下来的一年里，珍继续采用这种跑步和走路交替进行的锻炼方式。到 2011 年 2 月，她已经减掉了 100 磅。那么，在减掉 100 磅之后她做了些什么呢？她决定尝试去户外跑步。要知道，几个月来，她一直是在家里的跑步机上跑步和走路的。尝试后她发现，由于需要付出更多的精力和缺乏可控的环境，在户外跑步要比在室内跑步困难得多。但是，她选择了坚持。同年5月，她第一次不间断地跑完了1.6千米，花了16分钟。她说："我已经心满意足了。"

但这时，珍产生了心理障碍，无法连续跑完4.8千米以上的距离。有一天，她的一位跑步伙伴和她一起跑步，并承诺他会一直陪伴她并鼓励她渡过难关。"最终，我们跑了5.6千米，相互击掌庆祝。"她说。

几个月后，她报名参加了自己的第一次5千米跑步比赛，是在纽约沃特敦举行的恢复跑。"那天早上我醒来的时候，真不知道自己到底做了些什么，非常后悔。"她说，"但是当我到达比赛现场时，发现参赛的人们体形各异，有些甚至像我一样胖，我立刻放松了！"最后，她顺利跑完了全程，只花了35分钟。"我兴奋极了！"她说。

随着时间的推移，珍的体重减轻了，她发现自己变得越来越强壮，跑得越来越快。"我通过多跑步和不断增加跑步里程来挑战自我。"她说。到2012年春天，她的体重不到150磅了，但每周还是要跑上几天，跑步已经成为全新的珍生活的一部分。她摆脱了在夜间帮助她呼吸的睡眠机，膝盖痛已经成为遥远的回忆。现在的珍，轻而易举就能爬上高楼层。

2012年4月，珍接受了一次手术，以消除因体重减轻而形成的松弛的皮肤。她说："康复期间不能跑步，我很担心自己会失去跑步的能力。当被获准去跑步时，我激动地发现自己的身体还记得如何跑步！"

7月下旬，当她站到体重秤上时，不禁失声痛哭。"我的体重是119磅了，我的减肥目标达成了！我减掉了225磅！"不过，她承认这个过程很艰难："减肥不是线性的过程，我记得有一个星期我减掉了5.5磅，但是有几个星期我1磅也没减掉。"

9月，她再次参加了在沃特敦举行的恢复跑比赛，但是这次她选择了10千米跑。"这是一场往返赛，当我接近5千米折返点时，没有看到任何女选手折返向我跑来。当我冲过终点线时，我意识到自己刚刚赢了一场10千米跑步比赛，这真是太令人振奋了！"她的用时是48分36秒。

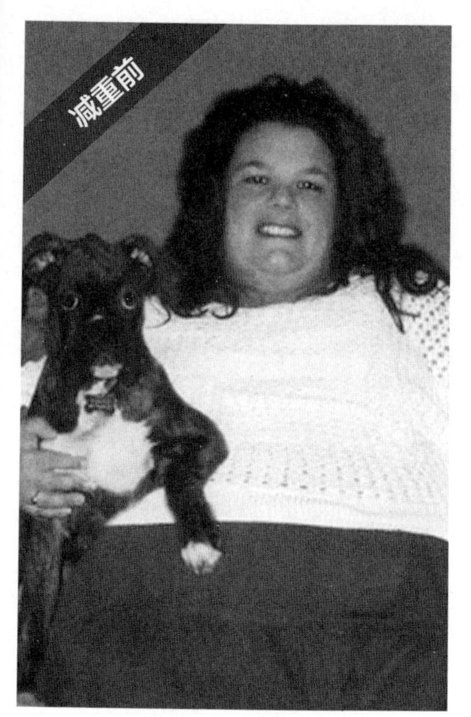

减重前的珍·赫德森·莫舍，
体重 344 磅

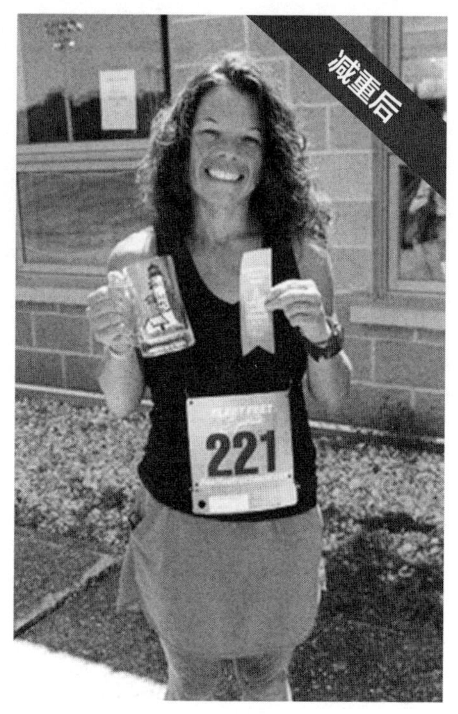

减重后的珍·赫德森·莫舍，
体重 119 磅

第二年 5 月，她跑完了第一场半程马拉松，接着又跑完了另外几场。如今，她已经参加了几十场比赛，其中包括 4 场半程马拉松。“当我的体重是 344 磅的时候，我从来没有想过自己能跑 5 千米，更不用说半程马拉松了。”她说，“有时候我甚至不相信之前的自己和现在的自己是同一个人。”

尽管珍的减重目标已经达成，但她的减肥之旅并非一帆风顺。2015 年 5 月，她的跟腱断裂，在康复过程中体重有些反弹。有时，她还是忍不住吃得太多。她说自己有时会“嗜食成瘾”，但会继续与之斗争。她说：“也许我跑得没有多快多远，但跑步确实改变了我的生活。我现在比自己之前想象的更健康、更快乐。以前我觉得除非跑步是我的生活所依，否则我决不会去跑步。但现在我鼓励那些认为自己做不到的人走出去，跑起来，因为任何人都可以跑步。”

第七章
跑步与减肥的误区

“当他们完成比赛时，面带微笑，
仿佛完成比赛就是一切幸福的来源。”

西盆斯贝格大学坐落于美国宾夕法尼亚州首府哈里斯堡西南 64 千米处的希彭斯堡镇。如果你走进西盆斯贝格大学职业中心，你会见到助理主任萨拉·麦克道尔·舒普（Sarah McDowell Shupp）。她 33 岁，有着棕色的眼睛和棕色的头发，笑容灿烂，喜欢迪士尼并有一只名叫柯达的哈巴狗。萨拉在青春期之后便基本上处于超重的状态，她认为跑步是身材苗条的人为了保持身材不得已才做的事。“我认识的跑步者都很苗条并且体格健壮，”她说，“不像我……”

在萨拉的成长过程中，她抵触参加跑步或其他任何形式的体育运动。13 岁时，她曾经尝试过减肥，但是失败了。因为她不擅长任何体育运动，无法融入任何团体，所以很快就对自己的尝试感到了气馁。她开始憎恨一切体育运动，并对吃东西上瘾。高中时，她的体重是 175 磅。大学时，她的体重在 149~202 磅之间波动。拒绝锻炼，饮食没有节制，她的体重将她禁锢了 20 年。

虽然萨拉从来没想过自己能跑步，但为了解除这种禁锢，在 2010 年 1 月，她决定参加当地基督教青年会（YMCA）举办的健身挑战赛，其中一项是 5 千米跑。

“教练鼓励我在跑步机上走路时试着跑上 2 分钟，”她说，“我照着做了。接着，我尝试跑 5 分钟，然后是 10 分钟。很快，我能在跑步机上跑 30 分钟了。”

接着，萨拉试着去户外跑步。她回忆道：“我感觉自己跑得很慢！那感觉很糟糕，而且仿佛没有尽头。”那次在当地小路上进行的 5 千米跑，更是让她筋疲力尽，她发誓再也不跑了。

参加健身挑战赛一年后，她遇到了马修。

在我读博士的时候，我的导师曾经这样问我：“贾森，你怎么知道自己知道些什么呢？”他鼓励我质疑，让我追求真理而不要囿于任何理论。

的确，就像西塞罗借数学家毕达哥拉斯的名义，创造了“他本人说过”——Ipse dixit，武断之言，在中世纪哲学中，指对亚里士多德理论的不可辩驳性——这个说法一样，人们往往会轻信大师（在当今社会经常是名人和媒体）的结论而不相信推理或证据。

如果电视节目《超级减肥王》中的吉利恩·迈克尔斯（Jillian Michaels）教练或其他明星教练是这么说的，人们就会认为一定是这样的，对吧？这一现象直接导致了减肥和健身行业给大众带来的误区越来越多。

为什么我们会认为或声称我们知道一些其实我们并不知道的事情

呢？这种自大往往会阻碍科学的发展，这可能会很危险。

现在，就让我们来看看你能否区分跑步和减肥中的事实与谎言吧。

误区 1：跑步伤膝盖

关于跑步最大的误区可能就是认为它会毁了你的膝盖。如果问过我膝盖情况并且说跑步对它们不利的人每人给我一枚硬币，那么我现在应该有足够多的硬币来支付肯尼亚人昂贵的比赛出场费了。

跑步是人类在进化过程中产生的一种适应性行为，怎么会对身体有害呢？如果跑步会伤膝盖，那么进化会使你在很久以前就失去跑步的能力，因为只有具有优势的特质才能遗传下来。

人们认为，双脚以这么大的力量撞击地面，一定会使关节疼痛。但是，如果跑步方法正确，是不会用脚去撞击地面的。正确的姿势应该是身体挺直，双脚轻盈地掠过地面，就像小石子掠过水面，最终落在臀部下方。跑步时步伐应该是轻盈流畅的，感觉每一步都在推动你向前。

如果动作正确，跑步是不会引起不适的。而且，并没有任何研究支持跑步对膝盖有害这一观点。与不跑步的人相比，跑步者的关节疾病或骨关节炎的发病率并不高。如果你的父母接受过膝关节置换术或当你以某种方式运动或活动时膝盖出现了问题，那么，跑步会让这种遗传倾向或潜在问题凸显出来，但它本身绝不是导致关节出现问题的根本原因。只要膝盖健康，姿势正确，跑步对膝盖并不会造成任何负面影响。

与不跑步的人相比，跑步者的关节疾病或骨关节炎的发病率并不高。

误区 2：肺的大小和容量影响跑步能力

许多初跑者都会抱怨说，他们跑步时总是喘不上气来。的确，获得足够的氧气是他们跑步时的首要需求。想想空气能通过那么小的鼻孔进入身体，满足生理需求，简直称得上是个奇迹。即使是张着嘴跑步，与对氧气的需求量相比，获取氧气的空间也不算大。一个身材高大的人在休息时每次呼吸大约吸入 0.5 升的空气，每分钟吸入约 6 升空气。但是，如果他奋力跑步，每分钟就会吸入近 200 升空气。如果你试着在 1 分钟内将 200 升水注入软管，就会知道肺及其输送功能有多强大了。

乍一看，跑步能力似乎与肺的大小和容量密切相关。那么，是不是优秀的跑步者的肺都很大，能容纳大量的空气呢？其实不然。世界上最好的跑步者身材都比较矮小，他们的肺也相对较小。

肺容量——指肺部可以容纳的最大空气量——主要受体形的影响，体形越大的人，肺容量越大。我在实验室里进行了上百次肺容量测定，发现体形越小的人肺容量越小，哪怕他们跑得更快。

不管你在跑步时怎么想或者有什么感觉，肺的大小和容量都不会影响你的跑步能力，尤其是当你还没有成为一名优秀的跑步者时。通过深呼吸使肺部获得更多的氧气并不能使跑步更轻松，因为从外界环境中获得的氧气并不会影响你的跑步能力，除非是在高海拔地区跑步。影响跑步能力的主要是心血管系统和代谢系统，肌肉的血流量和肌肉对氧气的消耗是主要原因。如果和你一起跑步的朋友呼吸平静，而你却气喘吁吁，就像要把房子吹垮一样，这种差别不是因为你的朋友的肺更大、更强，而是因为他的心血管系统和代谢系统更好（或者训练有素）。

与心血管系统和肌肉系统不同，肺不适合接受训练。肺不会因为训练变得“更强壮”，也不会因为训练提高向肌肉输送氧气的效率。可以说，肺的大小和容量只会影响优秀的跑步者的成绩，因为优秀的跑步者具有更多的可训练指标，如心搏量、心输出量、血红蛋白浓度以及线粒体和肌肉毛细血管的体积。在通过训练提高这些指标的同时，肺的遗传潜能得以激发，从而能够更好地将氧气输送到血液中。换句话说，只有当其他所有指标都通过训练发挥最大遗传潜能时，肺的大小和容量才会成为限制因素。对大多数跑步者来说，这种情况很少发生，在初跑者中就更不会发生了。

肺可能限制跑步的唯一一种情况就是在肺泡和肺毛细血管之间存在某种扩散限制（可能是因为疾病或感染），这会阻碍氧气从肺部扩散到血液中，从而减少运送到肌肉内的氧气量。

当你在海拔高度与海平面相同的地方跑步时，影响呼吸的主要是血液中二氧化碳的含量，而不是氧气的含量。你跑得越快（或者当你初次跑步，跑得很慢），呼吸越急促，是因为肌肉中因新陈代谢产生的二氧化碳需要通过肺排出。而氧气就在你的身边，它们可以毫无困难地从空气中进入肺部。氧气一旦进入肺部，就会扩散到血液中。因此，无论是休息还是尽可能快地跑步，血氧饱和度都接近 100%。然而，如果是在高海拔地区跑步，你就需要增加呼吸次数，使更多的氧气进入肺部以补偿血氧不饱和的状态。

跑步可以提高心血管系统和新陈代谢系统运送和利用氧气的能力，让你感觉呼吸更顺畅。因此，下次当你进行上坡跑或其他高强度跑步训练时，如果感觉喘不过气来，不要再错怪你的肺了。

误区 3：跑步会使人变得瘦骨嶙峋

因为跑步是下肢运动，所以许多人认为他们的双臂肌肉会因得不到锻炼而萎缩。其实，虽然跑步对腿部的锻炼的确大于对手臂的锻炼，但跑步时双臂仍是非常活跃的，它们必须通过运动起到平衡身体的作用。

由于手臂摆动时肩膀一直在重复运动，所以跑步者的肩部肌肉通常轮廓清晰。

综观世界各地的跑步者可以发现，他们体形各异，高矮不一，并非所有人都像肯尼亚跑步者或埃塞俄比亚跑步者那样瘦骨嶙峋。事实上，没有人会因为每天跑上几千米就变得瘦骨嶙峋。即使每周跑 80 千米甚至超过 80 千米，人们也不必为此担心。那些肯尼亚跑步者或埃塞俄比亚跑步者之所以瘦骨嶙峋，只是因为他们是肯尼亚人或埃塞俄比亚人。如果实在担心自己的胳膊不够结实，那么每周进行几次上肢阻力训练是个不错的选择。

误区 4：女性在怀孕期间不宜跑步

女性怀孕后会出现一系列生理变化，因为准妈妈必须为发育中的胎儿提供足够的营养支持，并为分娩做好准备。虽然某些变化会影响孕妇的跑步能力，但实际上跑步对孕妇是非常有益的。几乎所有女性在孕晚期之前都可以跑步，许多女性甚至在孕晚期也不间断跑步。在没有内科或产科并发症的情况下，孕妇应该在一周中的大部分日子（不是每天）进行 30 分钟或更长时间的中等强度运动。像跑步这样的有氧运动，可以促进血液将氧气和营养物质输送给发育中的胎儿，并有助于顺利分娩。怀孕期间仍坚持运动的女性，会降低妊娠期和生产期疾病及并发症（恶心、烧心、失眠、静脉曲张、腿部抽筋、先兆子痫、妊娠高血压和妊娠糖尿病等）发生的风险。

虽然跑步对大多数孕妇有益，但若你在怀孕前或怀孕期间患有某些疾病，你就必须暂停跑步。这些疾病包括心脏和肺部疾病、妊娠中期和晚期持续性出血以及胎膜破裂等。如果患有其他疾病如严重贫血、体重过轻、甲状腺疾病和胎儿过大或过小等，则需要在执行跑步计划之前仔细评估跑步的风险和益处。经过评估，也许它们不会影响你在怀孕期间的跑步计划，但需要注意的是，你和你的医生必须对你的身体状况进行密切监测。

在怀孕期间跑步，不要尝试突破任何速度纪录，也不要增加跑步里程或跑步强度，更不要尝试通过跑步减肥（那就把这本书保存到你生完孩子之后吧），因为你的身体已经承受了很大的压力。此外，你要经常与你的医生讨论跑步计划，看看是否需要进行调整。

误区 5：跑鞋越贵越好

永远不要被价格标签误导，因为价格低不一定代表鞋就不好。有很多质量上乘的跑鞋，每双还不到 100 美元。去普通体育用品商店而不是专业跑步用品商店购买时，你遇到这种鞋的机会更大。较高的价格可能意味着该鞋拥有更多的专利技术，也可能仅仅意味着它是市面上的最新款。其实，大多数跑步者都不需要昂贵的跑鞋，只要鞋适合你的脚型和跑步的生物力学机制，就是最好的鞋。挑选时，注意鞋是否符合你足部的内旋程度（脚着地后双脚向内旋转的程度），以及穿上是不是感觉舒服。

误区 6：感冒期间不能跑步

运动和免疫系统之间存在一种微妙的关系：定期进行适量的运动可以增强免疫力，使你能够抵抗感冒及其他上呼吸道感染；长时间的剧烈运动则会致使免疫力下降，因为它会给身体带来压力。跑得太多或为某项赛事（如马拉松）突击训练时，患感冒或流感是很常见的，因为免疫系统受损了。为了战胜疾病，可将碳水化合物（水果、面包、土豆和意大利面等）作为日常饮食的一部分。碳水化合物能够提供能量，同时通过限制运动后应激激素的增长来增强免疫力。

对于感冒期间能不能跑步，我要告诉你一条黄金法则：如果症状出现在颈部以上，如鼻塞或流鼻涕，那么可以跑步，但是不要尝试进行强度大的训练或者长跑；如果症状出现在颈部以下或全身，如咽痛、咳嗽、气喘或发热，那就不应该跑步。

不管症状是出现在颈部以上还是颈部以下，都要按你妈妈说的去做——服用维生素C、喝鸡汤、多喝水，保证充足的睡眠。平时要尽量远离感冒患者，如果实在无法避开，就要勤洗手，尤其是在和他们亲密接触之后。

误区7：拉伸运动可以防止跑步受伤、缓解肌肉酸痛并提高跑步成绩

大多数跑步者被告知跑步前后需要做拉伸运动，理由是跑步会使肌肉紧张和僵硬，拉伸可以避免这种情况发生。人们普遍认为，肌肉僵硬不是一件好事，但大家都忽略了，肌肉僵硬是跑步引起的适应性变化，为什么会对跑步不利呢？跑步引起的其他适应性变化都有利于跑步，为什么只有肌肉紧张、僵硬对跑步不利呢？这没有道理啊！

你有没有带着狗跑步或观看赛马的经历呢？如果有，你可能会注意到一个有趣的现象——动物在跑步之前或之后都没有做拉伸运动。当一头狮子在野外看到它的食物跑过时，它不会先停下来拉伸几分钟，然后再去追赶猎物。它们可以从午睡中慵懒地醒来，立刻就去追赶一只羚羊，却永远不会患上跟腱炎或髂胫束综合征。

很久以来，拉伸运动备受争议。虽然大多数人从上学时的体育课开始，就一直在做拉伸运动，以防止受伤、减少肌肉酸痛并提高跑步和跳跃能力，但是有些拉伸运动的研究者却发出了不同的声音：“不管你的

体育老师对你说过什么，你都不会因为在跑步前进行了弯腰触摸脚趾的拉伸运动就能避免跑步受伤，也不会因此跑得更快或更久。”

对拉伸运动和损伤之间联系的研究确实有点令人困惑，因为有很多研究结果相互矛盾。其实，在确定拉伸运动能否减少伤害时，需要将运动类型和损伤类型综合起来考虑。如果运动类型是爆发性或弹跳性运动，如排球、篮球和增强式训练（包括许多跳跃和弹跳动作的训练），拉伸的确可以通过增加肌腱的柔韧性和提高肌腱吸收能量的能力来减少伤害。但是，对于那些不包括跳跃运动的低强度运动，比如跑步、骑自行车和游泳，拉伸并不能防止受伤，因为这些运动不需要非常柔韧的肌腱。

拉伸运动可以预防肌肉损伤，如扭伤和拉伤，但不能预防骨骼或关节损伤。骨骼和关节损伤在跑步者中非常常见，这一般是由于跑程或运动强度增加太快导致身体无法适应引起的。

跑步前后是否做拉伸运动，对跑步后是否出现肌肉酸痛影响很小。训练强度比以前更大或训练时间比以前更长时，肌纤维发生微小损伤是很正常的。当肌纤维受损时，更多的血液流向这个部位，就会产生炎症，随之而来的就是白细胞的工作过程。由于损伤引发炎症，所以你会在结束高强度训练后的一两天内感到肌肉酸痛，这被称为延迟性肌肉酸痛（DOMS）。拉伸不会使肌纤维愈合得更快，所以也就无法缓解肌肉酸痛。只有时间和良好的营养（大量健康的蛋白质和碳水化合物），才能缓解肌纤维愈合时的酸痛感。

虽然拉伸运动并不能减少与跑步相关的诸多风险，也不能在训练后的数日内缓解肌肉酸痛，更无法提高跑步成绩，但并不是说拉伸运动就是没有必要的。它可以提高关节的活动度和身体的灵活性，从而使肌肉在整个关节活动范围内合理地运动。灵活性是身体素质的一个重要指标。如果想通过拉伸运动来提高身体的灵活性，那么在跑步后做拉伸会更加有效。注意，年龄越大，灵活性越重要。

误区 8：只有低强度跑步才能燃烧脂肪并减轻体重

人们通常认为低强度的运动最适合燃烧脂肪。为此，有氧健身器械的制造商通常会在控制面板上设置一个“燃烧脂肪”的选项。人们在使用器械时大都会选择该项，因为毕竟大家使用器械的目的就是燃烧脂肪。

在低强度的运动（比如步行）中，脂肪确实是你消耗的大部分能量的来源。在中等强度的运动（比如心率达到最大心率 80% 的跑步）中，脂肪就只能为你的消耗提供一半能量了。运动过程中，如果同时以脂肪和碳水化合物作为能量来源，那么这两种燃料会按比例提供能量：运动强度高时，脂肪贡献减少，碳水化合物贡献增加；运动强度低时，脂肪贡献增加，碳水化合物贡献减少。但是，你不要忘记一点：跑步速度较快时，虽然消耗脂肪的比例减少了，但消耗的热量总量却大大提高了，所以相应地消耗的脂肪总量也就更多了。研究表明，高强度有氧配速跑脂肪消耗量最高，比如第三章和第四章中提到的节奏跑。你应该关注能量消耗的总量，而不是脂肪在能量消耗中所占的比例。你在中高强度的跑步中主要以碳水化合物为燃料，是否就意味着你不能通过快跑来减掉肚子上的赘肉？当然不是。

虽然你很想通过跑步减掉腹部脂肪，但事实上，你在跑步时根本用不到腹部的脂肪。在中高强度的运动中，与碳水化合物一起为身体供能的少量脂肪主要是肌内脂肪（肌内甘油三酯，也就是肌肉内的微小脂肪滴）。而皮下脂肪（腰部和大腿上的脂肪）则是在运动之外的时间里，在你坐在办公桌前被消耗掉的。

对于减脂和减重，最重要的是能量摄入与能量消耗的差额，而不是哪种运动更能燃烧脂肪。

误区 9：早餐前空腹跑步能够减掉更多体重

这一误区广泛存在的原因在于它非常真实，至少从理论上讲是这样的。

如果早上起来第一件事就是去跑步，也就是在血糖低的时候跑步，那么肌肉确实会从脂肪那里索取更多的能量。但是，在跑步过程中燃烧更多的脂肪并不意味着会减掉更多的体重。如果因为空腹跑步，你在早餐时摄入了过多的热量，那么在这一天接下来的时间里，你仍要通过创造热量赤字来减掉脂肪。无论如何，你是无法与热量平衡定律相抗衡的。

而且，以上所述也只限于理论层面的结果。实际情况是，你在早餐前去跑步，肌肉不会立刻依赖脂肪来供能，只有当你以缓慢或中等配速跑步时，肌肉才开始消耗一些脂肪，就像你在其他时间跑步时一样。同时，肌肉也会消耗以糖原形式储存于体内的碳水化合物，毕竟碳水化合物是肌肉的首选燃料。储存的糖原用完之后，血糖会降得很低，继而影响跑步的强度，导致运动质量下降，燃烧的总热量减少。要知道，对于减肥，跑步时燃烧的热量来自脂肪还是碳水化合物并不重要，重要的是燃烧的总热量是多少。

如果跑步前 30~60 分钟吃一份热量为 200~300 千卡的含碳水化合物简餐，跑步时的感觉会更好，运动质量也会更高，这最终会帮助你燃烧更多的热量。如果你不能等那么久再去跑步，那就吃一些好消化的食物，比如一根香蕉或一片涂有花生酱的面包。

误区 10：肌肉比脂肪更重

有一道我们都很熟悉的谜题是：1 磅羽毛和 1 磅黄金，哪个更重？关于肌肉和脂肪重量差异的讨论，结果和这道题的答案完全相同：1 磅肌肉和 1 磅脂肪一样重。

肌肉和脂肪之间的差异与羽毛和黄金之间的差异是一样的，都在于密度。肌肉比脂肪的密度大，也就意味着 5 磅肌肉比 5 磅脂肪占用的身体空间要少，所以肌肉多的人看起来更健美。但不幸的是，增加 5 磅脂肪要比增加 5 磅肌肉容易得多。

误区 11：仰卧起坐和卷腹可以减掉腹部脂肪

如果你熬夜到凌晨一两点，不停地换台，就会遇到吹嘘可以用最新器械让你拥有平坦的腹部甚至六块腹肌的电视广告。但我可以肯定地告诉你，不管你采用什么方式、利用什么器械来训练，仰卧起坐和卷腹都不能让你的腹部变得平坦。

消耗的热量必须比摄入的热量多 3500 千卡，才能减掉 1 磅体重。因此，你可能需要做一百万次卷腹或仰卧起坐才能消耗掉足够多的热量，从而减少腹部脂肪。卷腹和其他核心力量训练可以增强腹肌，但是不会消除包裹在腹肌上的脂肪。那些电视广告或杂志平面广告中的模特拥有的平坦的腹部和六块腹肌，并不是通过广告中售卖的任何训练器械获得的，而是源于他们自身强大的基因以及通过做其他能够燃烧大量热量的练习得来的。当然，也可能只是修片的结果。那些所谓“眼见为实的亲身体验”，都只是巧妙的营销手段而已。

误区 12：每磅肌肉每天燃烧 50 千卡热量

肌肉并不像大多数人想象的那样，每天消耗大量的热量。科学家使用身体成像技术，如 MRI（核磁共振成像）和 PET（正电子发射型计算机断层显像）对器官的表面积和能量消耗之间的关系进行研究，最终发现，每磅肌肉每天燃烧 6~7 千卡热量。其实，早在 1971 年，科学家就通过计算得出：儿童和青少年的静息代谢率相当于每天每磅肌肉燃烧 8 千卡热量。相比之下，每磅脂肪每天燃烧 2~3 千卡热量。因此，虽然肌肉比脂肪燃烧的热量更多，但二者的差异是非常小的。如果你的身体增加了 5 磅肌肉（这需要几个月的专项阻力训练），那么你每天在休息时只能多燃烧 30~35 千卡热量，大约相当于 ⅓ 杯牛奶提供的热量，简直是微不足道。但是，当你跑步时，更高的肌肉比例就会变得非常有价值——更多的肌肉参与进来，你就会燃烧更多的热量。

误区 13：阻力训练可以提高静息代谢率

我经常听到私人教练告诉那些想要减肥的客户，必须通过阻力训练来增加肌肉量，因为肌肉是“燃烧脂肪的机器”。他们说，如果你想要减肥，通过增加肌肉来提高静息代谢率有助于你在一天内燃烧更多的热量。也许可以说，这是健身行业最大的误区。虽然静息代谢率的确受到肌肉量多少的影响，但是必须增加大量的肌肉才能显著影响静息代谢率。因此，并不是你增加 10 磅肌肉（除非你像健美运动员一样训练几个月，否则增加 10 磅肌肉是非常困难的），静息代谢率就会一下子提高到以前的 2 倍。

大多数研究表明，每增加 1 磅肌肉，静息代谢率大约提高 10 千卡。所以如果你的静息代谢率是每天 1500 千卡，那么你需要增加 15 磅肌肉才能使其提高 10%。通过阻力训练增加的肌肉可以使你看起来更加健美，但是对你的静息代谢率不会有太大影响。而且，当你的体重减轻时，即使你通过阻力训练保持住肌肉量，你的静息代谢率还是会下降。因为有研究表明，运动可以防止体重减轻时静息代谢率下降，但是没有研究表明体重减轻时静息代谢率会随之升高。

正如第二章中所提到的，人体的静息代谢率是相当稳定的，这是由数百万年的进化决定的。无论是在体育馆里举哑铃，还是在公园里做波比运动，都不会改变这一点。研究表明，在结束训练进行恢复的数小时内，静息代谢率会急剧升高，特别是训练时间很长或强度很大时。然而，这种上升并不是对运动训练的慢性适应，只是暂时的现象。一些研究表明，经过数周或数月的运动后，静息代谢率确实会提高，但变化幅度相对较小（每天 30~142 千卡）。而且，这其中的一些研究还是针对老年人进行的。老年人由于与年龄相关的肌肉量减少产生的运动衰减效应，更有可能表现出静息代谢率的提高。老年人运动比年轻人更容易影响肌肉量，对静息代谢率的影响也更大一些。

误区 14：高强度训练在训练结束后会继续燃烧热量，从而有助于减轻体重

自从有研究表明人们在结束训练后的恢复期内仍然继续燃烧热量后，健身行业就诞生了一个全新的做法——不关注训练本身，而关注训练之后的事情。“你要进行这项训练，”教练和专家们说，“因为在训练后的 48 小时内，你燃烧的热量会达到平时的 4 倍。”唉，燃烧热量和减轻体重哪有那么容易！

训练结束后，特别是那些高强度或长时间的训练结束后，由于你必须从训练中恢复，因此会继续消耗氧气并燃烧热量。这种体力恢复期超过安静状态耗氧量水平的额外耗氧量称为运动后过量氧耗（EPOC）。

许多研究都对运动后过量氧耗有记录，并对比了不同运动强度和运动持续时间对过量氧耗的影响。结果显示，由运动后过量氧耗引起的额外热量燃烧被健身教练过分夸大了。这种增加是短暂的，也许会持续几个小时，但通过运动后过量氧耗达到减肥目的这种极度乐观的想法是毫无根据的。研究表明，运动后过量氧耗只占运动总氧气消耗量的

6%~15%，而且仅在运动强度非常大的情况下才会发生。由于健康状况差的人比身体健康的人恢复得慢，因此运动后过量氧耗在健康状况差的人群中会更高。然而，大多数身体不够强健的人根本无法应对较高强度或较长时间的运动，较高的过量氧耗就更无从谈起了。

想要减轻体重，就把重点放在跑步上，而不是放在跑步之后的事情上。

因此，跑步过程中燃烧的热量远比跑步后的过量氧耗要多。想要减轻体重，就把重点放在跑步上，而不是放在跑步之后的事情上。

误区 15：瘦人的新陈代谢较快

一只手拿 5 本书，另一只手拿 1 本书，为了把书拿好不掉下去，哪只手臂用力更多？哪只手臂的新陈代谢更快？

拿 5 本书当然比拿 1 本书需要的能量更多，新陈代谢也更快。你答对了吗？

因此，瘦人不可能新陈代谢更快，而较重的人新陈代谢才更快，因为支持较重的体重比支持较轻的体重需要的能量更多。涉及能量消耗时，体重永远非常重要。

牛顿第二运动定律（加速度定律）告诉我们，当力作用于物体上时会产生加速度，加速度等于力除以物体的质量（$a = F \div m$）。也就是说，物体的质量越大，移动时需要的力就越大。这就是为什么在进行强度相同的同一个运动时，体重高的人比体重低的人消耗的热量更多的原因。

误区 16：少食多餐比一日三餐的减肥效果更好

许多人认为，为了减肥，每天少食多餐比只吃早餐、午餐和晚餐要好。实际上，每天少食多餐确实是防止空腹的好办法，然而并没有研究表明少食多餐会降低食欲。少数关于进餐频率的研究并不支持少食多餐能够促进“食物诱导产热”（消化时的热量消耗）这一代谢过程，能够增加总能量消耗和提高静息代谢率，或者在减轻体重或改变身体成分方面发挥着重要作用。对于减肥，只要摄入的热量一定，是三餐还是六餐或更多餐似乎并不重要。因此，只要一天中的总热量保持在可控范围即可，方便的话，尽管少食多餐；不方便的话，一日三餐也未尝不可。

误区 17：晚上某个时刻之后吃东西会使人发胖

我经常会在晚饭后几小时喝一碗麦片粥。如果有人对我说，你晚上 19：59 喝粥，体重不会增加，但是如果在 20：01 喝，摄入的热量就会变成脂肪，直接堆积在臀部和大腿上，你不会觉得这听起来很愚蠢吗？

分解食物并负责储存脂肪的酶的分泌量，不会因时间的不同发生太大变化。如果睡前进食会增加体重，那唯一的原因是这次夜间进食导致每日摄入的热量超出了限额，而不是因为进食的时间过晚。人们喜欢在晚上和家人一起看电视时吃零食，这意味着摄入的热量很可能超限。但如果你通过大量跑步和进行其他形式的运动创造出足够大的热量赤字，那么无论是睡前 1 小时还是睡前 3 小时摄入热量，都会被用来满足代谢需求，而不会被存储为脂肪。

误区 18：低碳水化合物饮食有助于减肥

实践证明，低碳水化合物饮食确实可以帮助人们快速减肥。如果你的目标是在接下来的几周内减掉赘肉，以便以更好的形象参加一个重要的活动，那么将饮食中的大部分（不是全部）碳水化合物去掉，会取得不错的效果。

然而，很多研究都表明，从长期控制体重的角度看，低碳水化合物饮食并不比中等或高碳水化合物饮食更有效。低碳水化合物饮食虽然很受欢迎，但是从长远来看可能并不好，因为它是不可持续的减肥策略。

你能在低碳水化合物饮食中度过余生吗？可能很难，特别是在你经常跑步或进行其他运动的情况下。反正我从来没见过长期采用低碳水化合物饮食方案的跑步者。

如果你选择通过运动保持体重，那么碳水化合物一定是肌肉在运动过程中的首选燃料。如果肌肉和血液中缺乏足够的碳水化合物，你的运动效果可能会大打折扣，甚至在运动时还会感觉不舒服。

碳水化合物可以维持免疫系统的强大功能，使你不容易生病。另外，从生物化学的角度来看，你需要足够的碳水化合物来有效地燃烧脂肪，因为脂肪只能在碳水化合物的火焰中高效燃烧。如果你在进行低强度运动时采用低碳水化合物饮食，会导致肌肉中碳水化合物储量不足，身体就会对新陈代谢方式进行调整，使其更加依赖脂肪。这对低强度运动可能是一件好事，但对需要碳水化合物来提供能量的高强度运动来说，不啻一场灾难。

误区 19：对减肥和改变形象来说，营养（饮食）比运动更重要

我听到过很多健身行业关于净化饮食重要性的说法。很多所谓的健身专家指出，人的身材 80% 靠营养，运动只能起到 20% 的作用。我不知道他们的这些数字是怎么来的，恐怕也是空穴来风。

如果有人认为食用特定食物对健康、身材和容颜等的作用比遗传和训练更重要，那我只能说他有点儿太自以为是了。即便再多的人声称“平坦的腹部是在厨房打造出来的”，我仍要说：肌肉，至少是下肢肌肉，是

通过跑步和其他类型的运动塑造出来的。我非常确定，我雕塑般的双腿和臀部不是通过食用羽衣甘蓝沙拉得来的，而是通过每周跑步 6 天，坚持了 33 年才拥有的。其他跑步者也是如此。

当然，我并不是说一个人的饮食无关紧要，它当然很重要！但是，把饮食放在如此高的位置，甚至置于运动之上，就有些让人无法理解了。营养无疑是重要的，但如果你忽视了一个重点——减少热量摄入，那么食用更有营养的食物，并不一定能使你更加健康。而且，营养不会给肌肉带来适应性刺激，只有运动才能做到这一点。跑步者雕塑般的身材和健身杂志上模特的优美曲线，都不是只吃水果和蔬菜就能获得的。给他们带来所有健身和健康福利的，主要还是运动。

很多研究表明，在塑身方面，饮食和运动是缺一不可的。控制饮食能够让你减轻体重，特别是在刚开始减肥时，但后期想保持体重，只能靠运动。要想减肥，你每天必须摄入更少的热量；要想保持体重，你必须在一周中的大部分时间内（不一定是每天）进行运动。体重和体质指数与人们的运动量成正比。

如果有两个人，其中一人食用纯天然、营养丰富的食物，不吃加工食品，但是运动少；另一个人经常跑步，进行阻力训练，食用普通的食物，偶尔吃奶油夹心蛋糕或巧克力曲奇饼干，那么哪个人的身材更好、更健康？我希望你的回答是后者，因为它是正确的。事实上，运动和遗传对外表和体能的影响比饮食要大得多。

误区 20：能量摄入或消耗微小但持续的改变，会使体重产生巨大而持久的变化

也许经常有人劝你把车停在距离目的地较远的地方，平时要走楼梯而不是乘电梯。但是，你有没有想过这些策略是否真的有效呢？虽然当

你在尝试减肥时，每一千卡热量的消耗都很重要，但将车停在远离目的地的位置，走楼梯而不是乘电梯，其影响并没有你认为的那么大。将车停在离目的地 1000 英尺的地方而不是 200 英尺的地方，由此额外燃烧的热量可以忽略不计。对大多数人来说，这种生活方式微小的变化带来的益处，很容易被饮食抵消。不过，这些行为可以帮助你养成在一天中经常运动的习惯，也算是一件好事。

误区 21：有一种神奇的食物组合或特定饮食方法，其减肥效果最佳

虽然每一位减肥书籍的作者都在强调自己的饮食方法比市面上的其他减肥饮食方法要好，但没有任何科学证据表明，某一种特定的饮食方法能够更好地促进个体的新陈代谢。

从生物学的角度来说，人类的相似之处远多于不同之处，所以你的新陈代谢并非独一无二，对其他人无效的，对你一样无效。

这一误区之所以广泛存在，是因为某些人可以借此赚到大把钞票。要知道，减肥行业利润丰厚，谁都想在里面捞一把。

所有的饮食方法，只要限制热量摄入，并与运动相结合，就会起作用。

任何饮食方法都能帮助你减肥，只要你遵循原则，坚持下去。没有什么神奇的饮食方法。

所有的饮食方法，只要限制热量摄入，并与运动相结合，就会起作用。

◆◆◆◆◆

2011 年 5 月，萨拉 · 麦克道尔 · 舒普与马修——她现在的丈夫——

开始约会。一天，马修邀她去费城观看自己的半程马拉松比赛。那时候，她已经有一年半的跑步经验了，主要目的是减肥，但没有成功。“跑步不是我真正喜欢的事情，”她说，“它更多的是达到目的的手段，而不是我生活上的追求。”但是，在观看半程马拉松比赛时，她的内心世界发生了一些变化。

“我站在终点，看着人们完成比赛。让我感到震惊的是，我看到了很多像我一样超重的人。当他们完成比赛时，面带微笑，仿佛完成比赛就是一切幸福的来源。我非常激动，马上在手机上报名参加了一个我家乡的 5 千米跑比赛。第二个月，我跑了自己的第一个 5 千米，并且迷上了这种比赛。从那时起到现在，我跑了无数个 5 千米和 10 千米，还有 17 场半程马拉松和两场全程马拉松。”

自从下决心减肥以来，萨拉在 26 个月内减掉了 50 磅，并在自己的博客上发表了关于跑步和减肥的文章。现在她的体重维持在 140~146 磅。“减肥太难了，”她说，“因为要改变自己 30 年里养成的糟糕的饮食习惯。但我不得不说，保持健康的体重，比减肥还难！”

“我明白了经常运动，尤其是跑步，是保持体重的关键，”萨拉说，“但是我也知道，不能因为我跑步了就想吃什么吃什么。事实上，情况正好相反。我每周跑 64 千米时，仍然超重 30 磅，就是因为我没有注意自己的饮食。根据我的经验，跑步者经常高估他们跑步时燃烧的热量，在饮食时进行了过度补偿。我在训练中只吃未经加工的天然食品，主要是瘦肉、蛋白、水果和蔬菜。吃垃圾食品会让我跑步时表现很差。虽然健康的生活方式已经成为我的新常态，但旧的习惯真的很难根除。当我疲惫或沮丧时，我仍然会选择让我感到放松的食物，仍然会做出一些不健康的决定。”但是在大多数情况下，萨拉已经可以控制自己，做出其他健康的选择了。她说：“我已经开始享受做出健康选择带来的好处，而不是承受选择让我放松但不健康的食物给我带来的压力。”

除了西盆斯贝格大学职业中心的工作外，萨拉还在帮助她减肥的公司里兼职。为了辅助自己达成减肥目标，她加入了“体重监测计划”，主要工作是帮助“体重监测计划”的成员们进行赛前称重、处理购买产品的费用并履行其他行政职责。目前她正在接受培训，希望可以成为“体重监测计划”的领导者。她希望通过组织成员们召开每周例会，自己能够有更大的进步。

当我问萨拉对那些尝试减肥的人有什么建议时，她说：“慢慢地做一些小的改变。一下子从根本上改变饮食习惯，并期望这种变化能够持

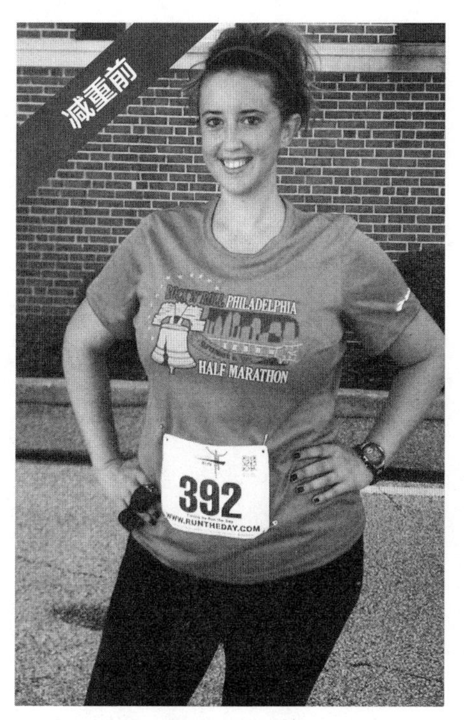

减重前的萨拉·麦克道尔·舒普，
体重 202 磅

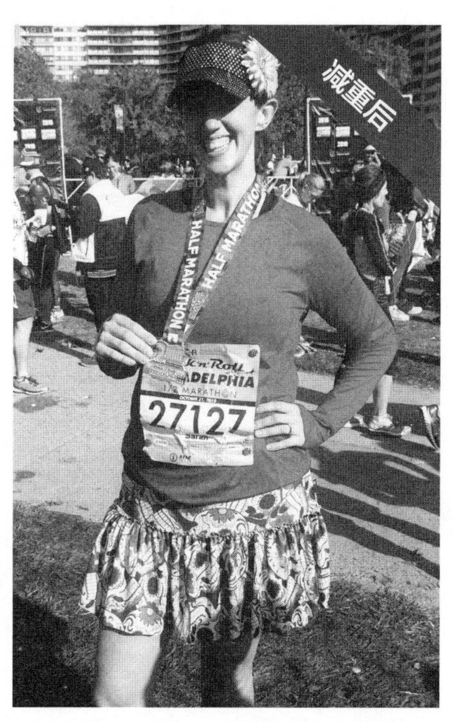

减重后的萨拉·麦克道尔·舒普，
体重 140 磅

久，这是不现实的。如果你想减肥和保持身体健康，就要从根本上改变生活方式，而且要从心底接纳这种改变。不要尝试任何你永远无法接受的改变。如果你认为减肥只是在某一段时间内要做的事，那么效果肯定不会持久。”

萨拉几乎每个周末都参加比赛，并且经常穿着鲜艳的衣服。“跑步以最惊人的方式真正改变了我的生活。”她说，“我知道我是值得被照顾的，而照顾自己的最好方法就是食用健康的食物和尽可能多地运动。来自跑步爱好者社团的正能量、不断的鼓励和坚定的支持使我在过去的3年间一直在坚持跑步，并完成了90多场比赛。我衷心希望我能够激励别人去完成令人惊叹和不可能完成的事情。”

第八章

预防跑步损伤

“我在跑完 3 场半程马拉松后，正要为我的第一场全程马拉松做准备时，却因为踩到核桃，脚受伤了。”

马克·弗金汉姆（Mark Falkingham）结婚三周年纪念日过去的 6 周后，2016 年波士顿马拉松比赛开始了。身高 5 英尺 6 英寸、体重 156 磅的马克站在起跑线上，小腿肌肉发达，看起来很像专业的跑步者。但是，以前的马克可不是这个样子。

看到马克的脸书（Facebook）主页时，你会发现上面全是关于跑步的帖子，他的脸书好友也大部分是跑步者。你肯定不敢相信这样一个跑步爱好者，在 2013 年 3 月 1 日时的健康状况还很糟糕。当时，他的体重高达 269 磅，患有 2 型糖尿病、睡眠呼吸暂停综合征、高血压和高胆固醇。

马克在加拿大长大。和大多数加拿大男孩一样，他喜欢喝啤酒、打曲棍球。快 20 岁的时候，他不再打曲棍球，但啤酒还是一直喝着。也正是在那时候，他发现了自己对食物的热爱，尤其是油炸的和肥腻的食物。“你不知道，真的特别好吃！”这位自称对食物上瘾的人经常这样说。他的一位跑步伙伴曾告诉他，她喜欢看他吃东西，因为他吃东西时就像在对食物示爱般陶醉。

搬到伊利诺伊州的奥罗拉后，马克继续与食物“恋爱”，并且经常久坐不动。38 岁时，他开始沉迷于网络游戏，不能自拔。薯条、芝士汉堡、啤酒、苏打水是他食谱里常见的食物。他的午餐通常是两个双层芝士汉堡、一大份薯条、10 块炸鸡和一大杯巧克力奶昔。另外，他还会每天抽两包烟。这样到了快 40 岁的时候，马克的体重超过了 200 磅。

“我很懒，不关心自己的外表和健康。”他说，“而且我不认为自己会因此而生病。我只是在做大多数人都在做的事情，所以怎么可能出问题呢？我没有接受过肥胖、饮食、吸烟和饮酒方面的教育，我觉得一切都很正常。”

但是，很快马克就出现了健康问题，他知道自己必须做出改变了。“在妻子的帮助下，我把家里所有垃圾食品都装进了两个巨大的垃圾袋里，扔到了垃圾桶。”他说。

第二天，马克走进健身房，开始使用负重器械进行有氧运动。

3 个月后，马克的体重减轻了 54 磅，但也进入了稳定状态。“我在跑步机上跑步一直超不过 3 分钟，”他说，“这让我急于弄清楚怎么做才能跑的时间更长。”

他不断探索和尝试，慢慢可以跑 5 分钟了，然后是 7 分钟，接下来是 10 分钟、15 分钟、30 分钟……6 个月后，马克减掉了 100 磅体重，医生检查后告诉他糖尿病和睡眠呼吸暂停综合征都有所好转，血压和胆固醇指标也开始趋于完美。这时的马克，已经能在跑步机上连续跑 1 小时了。

马克练习得越来越有劲头，可是有一天，健身房里有个人告诉马克，他的鞋子有问题，他应该对自己的步态进行分析。于是，马克去了当地一家跑步用品专卖店，进行了步态测试，这才买到了真正适合自己的跑鞋。

买鞋的时候，马克在店里看到一本小册子，上面写着“从走到跑计划——10 周从行走到跑完 5 千米”。他想都没想就报名参加了这个计划。

◆◆◆◆◆

上高中的时候，我的物理老师在教电的知识时曾愚蠢地告诉我们如何处理电线：“一只手放在口袋里，就不会触电。”是的，几乎所有人都会犯错，所有的事情也都有错误的做法。例如，朝你的高中老师扔纸飞机，在跑步机上跑步时穿着护腿，不给你的双胞胎哥哥买生日礼物——声称忘记了他的生日，等等。虽然以错误的方式开始和继续跑步计划可能不会造成像触电那样严重的后果，但它也会使你受伤。如果你受伤了，就无法通过跑步来燃烧热量了，这个后果对想要减肥的人来说，也足够严重了。

我可以很自豪地说，在我跑步的这些年里，我从未被与跑步有关的伤病所折磨。然而，对大多数跑步者来说，情况就没有这么乐观了。初跑者经常会受伤，因为他们跑得还不够多，身体结构还无法承受跑步带来的压力。跑步时间很长的人也容易受伤，因为跑步时间越长，身体承受压力的时间也越长。大约有一半跑步者每年至少受伤一次，25% 的跑步者在任何时候都有可能受伤。

即便如此，跑步损伤也并非不可避免。虽然有时候无论多么小心你都会受伤，但本章提供的秘诀有助于你最大限度地预防跑步造成的损伤。

大多数跑步损伤的发生是因为跑步时身体压力太大，以至于无法适应。人体非常善于适应压力，但是只限于施加的压力较小时。当压力快速且大量施加于身体时，就会出现损伤。跑步时尤其如此，因为每跑一步，每条腿都会承受是自身体重 2~3 倍的力量冲击。

造成跑步损伤的因素可分为内在因素（你身体独有的）和外在因素（与你的训练项目和环境有关）。

内在因素

- **旧伤。**衡量损伤的最重要的内在指标是旧伤。已经受过伤表明这个部位很脆弱。
- **年龄。**年龄大的跑步者更容易受伤，因为他们需要更长的时间才能从训练中恢复并适应训练。
- **性别。**女性跑步者受伤的风险通常比男性跑步者高。女性臀部较宽，使股骨与髌骨形成一定的角度，从而导致髌骨在髌骨沟内横向移动，增加了女性膝盖受伤的概率。此外，月经不调和更年期会导致雌激素分泌量下降甚至缺乏，而雌激素过低会影响骨骼健康。另外，女性的骨密度天然就低于男性，所以女性的骨骼更容易受伤。
- **骨密度。**骨密度低增加了发生应力性骨折的风险。
- **缺乏跑步经验。**如果你是初跑者，那么你受伤的风险就更大，因为你还没有适应跑步的压力。
- **脚型。**扁平足在跑步时更容易内旋过度，会导致受伤。

外在因素

- **跑程。**周跑程是衡量发生受伤风险的最重要的外在指标。很难确切地说每周跑多少千米会增加受伤的风险，因为这件事因人而异。你每周能跑 60 千米，而你的伙伴可能跑 30 千米就会受伤，而有些跑步者（如奥运选手）每周跑 160 千米以上也不会受伤！平均来说，如果每周跑 60 千米以上，那么受伤的风险会高出 2~3 倍。

◆ **强度**。以较快的配速跑步，会给身体带来更大的压力。

◆ **鞋**。跑步时穿的鞋不合适，会对下肢产生不利影响，使你更容易受伤。例如，对于脚过度内旋的人，减震型跑鞋并不是明智之选，因为他们需要的是能够提供更好的稳定性的鞋。无论什么时候，只要发生与跑步有关的损伤，就表明需要换鞋了，通常需要换成与原来穿的不同类型的鞋。

所有与跑步有关的损伤，治疗重点都应该放在消除发生损伤的根本原因上，而不是缓解损伤的症状。如果只把注意力放在症状上，可能感觉会好一些，但治标不治本。

跑步损伤并非不可避免。很多损伤都是愚蠢的训练方法造成的，比如训练量太大、速度太快等。就像一座桥，如果使用不得当，肯定会有塌的危险。

只要按照本章的秘诀聪明地训练，那么我可以保证你几乎不会受伤，而且还能越跑越健康，越跑越轻松。

秘诀 1：聪明地训练

跑步者受伤的首要原因是他们的训练不够聪明。要聪明地训练，对训练进行优化，这样你才能高效地跑步，从而获得最好的结果。怎么做才能获得最大的收益同时又承受最小的压力呢？其实做法很简单：按照你需要的速度去跑即可。跑步的目的不是要你每次跑步都尽可能快或者尽可能用力、尽可能时间长。那样只会让你筋疲力尽，对跑步心生恐惧。即使你可以跑得较快，在间歇训练中也要控制一下配速，这样发生损伤的机会更小，获得的收益更大。

秘诀 2：缓慢增加跑程

每周的跑程增加得越慢，受伤的概率就越小。增加跑程时，只需每天增加 0.8~1.6 千米（5~10 分钟）即可，这样可以最大限度地分散压力。例如，如果你现在每周跑 3 天，总共跑 16 千米，那么下周在这 3 天中每天增加 1.6 千米就好，总量不要超过 21 千米。而且，一定不要将增加的 4.8 千米全加到 1 天中。许多流行杂志和网站，如《跑者世界》和《女子跑步》（*Women's Running*），以及许多跑步者和教练都提到了增加跑程的“10% 原则”。如果你能巧妙地应用该原则，安全地增加更多跑程是完全没有问题的。

为了得到你想要的结果，只需按照你需要的速度去跑即可。

如果你一直在坚持跑步，并且身体非常健康，快速增加跑程也未尝不可，特别是如果你的经验非常丰富时。例如，你最近每周跑 64 千米，正在为你的第 5 场半程马拉松做准备，那么你的跑程完全可以有更大的增速，因为你的双腿已经有了每周跑 64 千米的经验。然而，如果每周跑 64 千米对你来说是全新的挑战，那就需要以较慢的速度来增加跑程了。

秘诀 3：不要每周都增加跑程

初跑者、年龄大的跑步者或更容易受伤的跑步者，一定要以相同的跑程跑 2~4 周，再考虑增加跑程。在增加跑程之前，要让双腿有机会充分适应。大多数人在将跑程增加到每周 24 千米之前，都需要先让每周跑 16 千米变成习惯。这肯定是需要一段时间的。建议你在跑步训练计划中的每个阶段花上 2~4 周时间，然后再进入下一阶段。这样，你会发现自己的跑程正在随着阶段的递进不断增加。

秘诀 4：不要每周都增加长跑跑程

如果你刚进入长跑这一新领域（也就是说，以前你从来没有跑过这么长的距离或这么长时间），那么这一点就显得特别重要。一定要重复数周相同跑程的长跑，然后再增加长跑跑程。将 10 千米跑变成常态后，再开始 11 千米跑，不要每周都给自己增加压力。对初跑者和消遣性跑步者来说，快速增加长跑距离和强度极其容易导致受伤。

秘诀 5：控制长跑跑程

不要让长跑跑程超过每周总跑程的 ⅓。也就是说，如果你每周跑 33 千米，那么长跑应该不超过 11 千米。长跑会给人带来压力，在单次跑步中积累太多压力是很不好的。虽然你通过各种努力，试图让身体能够适应，但最好还是把压力分散开。不过，如果你每周只跑几天的话，可能很难坚持这条原则。这里我给你个建议：假如你的长跑跑程超过了每周总跑程的 ⅓，那就把它改为中长跑，加在周中，其距离（或持续时间）大约是长跑的 65%~75% 即可。这样，长跑造成的压力就不会比一周内其他跑步造成的压力更大，从而降低了受伤的风险。

秘诀 6：以退为进

每隔几周，将周跑程减少约 ⅓ 进行恢复，持续 1 周。这样可以使双腿有休息和恢复的机会，以便更好地适应接下来的训练。假如在过去的 3 周里，你每周跑 30 千米，那么在下一周就回退到 20 千米，在接下来的一周再增加到 30 千米以上。你这样做后，双腿会明显地感觉到其中的不同。恢复周结束后，你会用更有力的双腿开始新的一周，因为它们的承受力更强了。

秘诀 7：不要同时增加周跑程和训练强度

你的双腿一次只能承受这么多压力，不能过量。当你开始在跑步计划中加入间歇训练时，不要尝试在当周增加跑步时间。你甚至可以考虑在前两周内少跑一点儿。试图在增加跑程的同时增加训练强度，对大多数人来说都难以承受。本书中的跑步训练计划采用系统化的方法来增加跑程和强度，在强度已经增加的情况下每周的跑程只增加一点儿。这就是为什么你必须将每个阶段的每一周重复多次，然后再进入下一阶段的缘故。

秘诀 8：高强度训练日与轻松训练日交替进行

进行一天高强度训练后，接下来的一天无论是与跑步相关的训练还是其他形式的训练，都要安排得轻松一些。每周高强度跑最多不要超过 3 天，最好不超过 2 天。

秘诀 9：该放松则放松

在轻松训练日跑得太快，除了给双腿增加不必要的压力外，没有任何好处。你也不能随着时间的推移越跑越多，这样会燃烧过多的热量，使你无法承受其他训练日强度更高的训练，而这些训练对提高体能和燃烧更多的热量非常重要。轻松跑的标准应该是体感轻松，可以边跑边聊天。有时候，我觉得这是最好的聊天时间。最初的时候，如果你超重或者以前从未跑过，即使是慢跑也很困难，更别说聊天了。但是别担心，这种状况终有一天会改变。

秘诀 10：训练要适当

与其他人一起跑步确实能起到激励和帮助作用，但前提是你必须拥有与他们类似的体能水平，并处于跑步计划的同一节点上。否则，就不要只为了结伴就按照他们的方式去跑步。如果你的朋友能跑 8 千米，但是你跑的最长距离是 3 千米，那么不要尝试与他一起跑 8 千米。和那些速度略快、体能略好的人一起跑步是可以的，甚至是有益的。但不要经常这样做，否则可能适得其反，甚至受伤。

秘诀 11：恢复要充分

所有与跑步相关的适应性变化都发生在跑步后的恢复期，而不是发生在跑步时。

所有与跑步相关的适应性变化都发生在跑步后的恢复期，而不是发生在跑步时。如果两次跑步之间的恢复非常充分，那么肌肉、肌腱、韧带和骨骼就不会受伤。年龄越大，需要的恢复时间就越长。因此，在跑步的高强度训练日之间必须给自己留出足够的时间充分恢复，然后再增加周跑程和跑步强度。这意味着你可能需要对本书第四章中的跑步训练计划略加修改，增加较多的轻松训练日，并且把每个阶段的跑步训练计划坚持 3 周或 4 周，甚至更长时间，然后再进入下一阶段。

虽然时间是恢复中最具影响力的因素，但营养、水合作用、一天中其余时间的运动量和睡眠等也会影响恢复。因此，这些方面都要注意才行。

秘诀 12：减小过度内旋的危害

过度内旋（落地时双脚向内过度旋转）是造成许多与跑步有关的损伤的常见原因，因此必须尽量减少任何超过正常范围的内旋。你可以通过以下几种方式减小过度内旋的危害：穿适合双脚并符合跑步生物力学机制的跑鞋（减震型跑鞋 / 中性跑鞋、稳定型跑鞋、运动控制型跑鞋等）；不在靠近排水沟的拱形（或倾斜）道路上跑步，以避免外侧踝关节内翻；通过阻力训练增强小腿力量，使小腿在双脚着地时保持稳定。

秘诀 13：保持肌肉力量平衡

跑步时，直接受力部位肌肉力量不足时，其他部位的肌肉和肌腱就要承受更多的压力。如果你是初跑者，在阅读本书前没有进行过太多的训练，可能就会遇到这样的问题。即便是中级或高级跑步者，如果长期以某种特定的方式进行训练，也会出现力量薄弱部位。有针对性的阻力训练有助于消除肌肉力量的不平衡，从而保护肌腱和关节，避免受伤。在离心训练中，肌肉在外力的作用下被迫拉长，对增强肌肉力量非常有效。你身体的力量大小取决于你最薄弱部位的力量，只要加强这些部位的锻炼，你就会跑得更好，更健康！

◆◆◆◆◆

10 周后，马克 · 弗金汉姆参加的“从走到跑计划”在伊利诺伊州的迪卡尔布，以当地动物收容所组织的一场跑步比赛结束。他顺利完成了比赛，并说："我在比赛中略微领先，所以有了动力——跑得更努力、更快，不断地挑战自己的极限。"

接下来，马克将目光放到了距离更长的比赛上。在他成为跑步者的第一年，他计划参加 4 场半程马拉松和 1 场全程马拉松。谁知，计划却被一个核桃打乱了。

"我在跑完 3 场半程马拉松后，正要为我的第一场全程马拉松做准备时，却因为踩到核桃，脚受伤了。"他说，"我休息了 10 个星期，错过了我的第一场全程马拉松比赛，这让我非常难过。"

10 周后，马克的医生宣布他可以跑步了。又过了 6 周，马克跑了一场半程马拉松。紧接着一周后，他又跑了一个 50 千米。"我需要跑完更远的距离，以弥补我错过的第一场全程马拉松比赛。"他说。

当我和马克——一位工艺与应用工程师——交谈时，他正在为另一场 50 千米跑步比赛做准备。他已经跑完了 9 场半程马拉松、3 场全程马拉松，参加了 2016 年波士顿马拉松比赛，跑了一场 80 千米的超级马拉松，并在 50~59 岁年龄组中获得了第八名，用时 7 小时 57 分。他说："我非常想保持身体健康，到 51 岁时看看我的身体还能做什么。其实，我知道我可以做自己想做的任何事，因为我比自己想象的更坚强。"

迄今为止，马克共减掉了 113 磅。"在 6 个月内减掉这些体重看起来很容易，但事实并非如此。"他说，"这是我做过的最难的事情之一。它需要 150% 的承诺——没有欺骗，没有美食，没有懈怠，只有努力和矢志不渝。你必须将减肥的意念植于脑海之中，扎根在自己心里。如果做不到，那注定要失败。减肥真的很难，它需要你非常坚强。想把减肥和跑步这样的耐力运动相结合，就意味着你需要加倍努力，同时与两件事做斗争。跑步对我来说，就是给自己压力，就是挑战极限，就是发现自己有多强，看看自己能跑多远、跑多久、跑多快。在这个过程中，我的

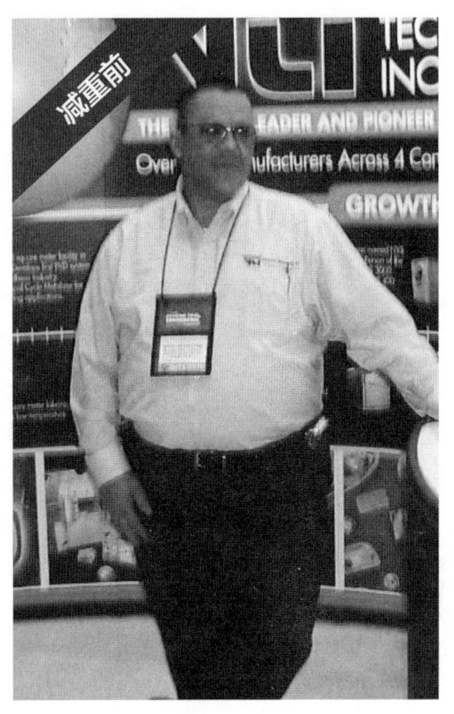

减重前的马克・弗金汉姆，
体重 269 磅

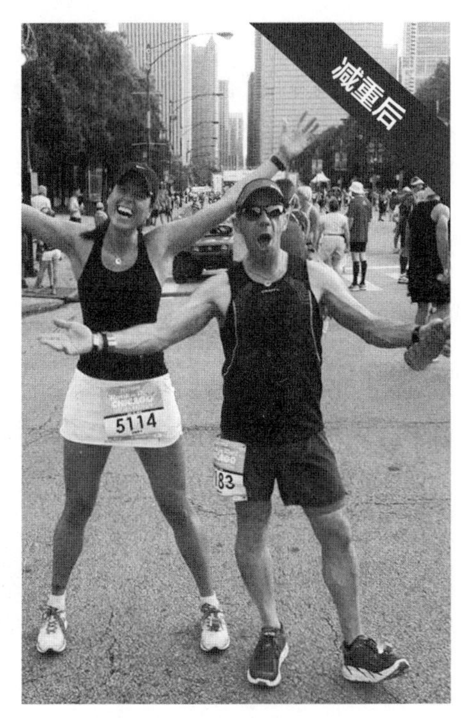

减重后的马克・弗金汉姆，
体重 156 磅

收获很大。”

我觉得，要是有更多的人能像马克・弗金汉姆这样就好了。

后　记

当我着手写这本书的时候，并不知道它会带给我什么。我只是想把科学研究成果与通过跑步减肥成功的人们的真实故事融合在一起，激励人们离开沙发去跑步。我知道我想说什么，但是我不知道写这本书会对我产生什么影响。动笔之前，我一直认为是我在为大家提供启示，但是在读完贯穿本书的那些人物的故事后，我意识到，是他们为我和大家提供了启示。他们曾经都很胖，身材走形，从未想过自己可以成为跑步者，更别说跑一场半程马拉松或全程马拉松了。即便你只是建议他们绕着街区跑跑，他们都会嘲笑你这种想法。但是，他们最终还是开始跑步了，并且在减肥上取得了成功。他们没有遵循任何特定的饮食方法，如阿特金斯饮食法、原始人饮食法或明星代言的净化饮食法等。他们只是跑步，并摄入更少的热量，就彻底改变了自己的生活。他们不仅成了跑步者，还成了马拉松跑步者，甚至成了铁人三项赛选手。

这些人之所以在自己的减肥之旅中不断参加跑步比赛，是因为他们领略到了跑步所具有的独特魅力，这种魅力是其他运动所没有的。跑步是最好的减肥方式，因为它不仅会改变你的身体状况，还会改变你的心理和情绪。正因如此，你才会在未来的日子里继续跑步，进而维持体重。当你下定决心减肥，并为自己设想一个更美好的未来时，书中的这些人就是帮助你达成目标的完美榜样。即使是长期坚持跑步的人，也会因为他们的成就和能力而备受鼓舞。

你不必通过跑马拉松或超级马拉松来减肥，这个目标太高了。只要开始并坚持一步步跑下去，美好的生活就会离你越来越近。跑步能带你走到哪一步完全取决于你。只要你全身心投入到跑步减肥这件事中，清除那些让你退缩的疑虑，那么，无论你现在体重秤上的读数是多少，最后的回报都将是惊人的——不仅体重秤的读数会越来越小，更重要的是，你的生活将彻底改变。用足够多的跑鞋换取未来更加苗条的身材和更加健康的生活，无疑是值得的！

附录 A：跑鞋的选择

每跑 1.6 千米，你的每只脚大约要迈出 1000 步，所以你的每一步都要尽可能舒服才行。从“极简主义”的 Vibram 五趾鞋（这种鞋没有任何缓冲功能，它模拟的是赤脚跑步的状态）到“极繁主义”的 HOKA OneOne 鞋（这种鞋有很好的缓冲功能），市场上并不缺少跑鞋。但是，对于跑步者应该穿什么鞋，人们似乎一直有很多困惑。面对林林总总的跑鞋，你该如何选择呢？这取决于你的穿着舒适感、你需要的是减震型还是稳定型跑鞋、你的跑程以及你的双脚着地时的内旋程度。

当你走进一家跑鞋商店时，货架上摆放的鞋子会让你眼花缭乱。尽管看起来有很大的选择余地，但实际上并没有那么多。鞋子的种类比牙膏的种类要少得多。

由于跑步者的足部内旋程度和穿着舒适感不同，跑鞋通常具有不同的减震性和稳定性。根据这一特性，制造商通常将跑鞋分为三大类：减震型跑鞋、稳定型跑鞋和运动控制型跑鞋。有些跑鞋则根据特定的跑步类型（如越野跑和竞技跑）而设计。跑鞋商店通常将跑鞋分门别类摆放。

大多数跑步者以双脚足跟外侧与地面接触，然后双脚向内旋转（内旋），吸收着地时产生的冲击力并以合适的方式分配这种力量。足部的内旋程度在很大程度上决定了跑步者对跑鞋的选择。大多数跑步者的足部正常内旋，能够很好地分配双脚着地时产生的冲击力，因此可以选择减震型跑鞋。

对足部过度内旋的人来说，由于双脚向内旋转的程度比正常值要大，因此双脚和脚踝不能很好地支撑双腿。因为脚踝向内倾斜，跑步者的体重更多地分配在双脚的内侧，因而要用大脚趾和第二个脚趾蹬地，无法将力量平均分配在前脚掌上。足部过度内旋是造成与跑步有关的损伤的主要原因。如果你的足部过度内旋，那你需要一双稳定型跑鞋；如果你的足部内旋得非常厉害，那就需要一双运动控制型跑鞋。

对于不常见的足部内旋不足的人来说，由于双脚向内旋转的程度不够，着地后跑步者的体重大多分配在双脚的外侧。因为双脚的外侧承受着较大的冲击，所以你要用脚外侧的小脚趾蹬地，而无法将力量平均分配在前脚掌上，这也会造成损伤。足部内旋不足的跑步者应该选择减震效果好、能改善足部运动机制的跑鞋。

如果你以前从未跑过步，不知道跑步时自己足部的内旋程度如何，那么你应该去专业的跑鞋商店咨询，听取专业人士的建议。

减震型跑鞋

减震型跑鞋（有时也被称为中性跑鞋）使脚在落地时自然内旋，使脚底与地面有更大的接触面以分散着地时产生的冲击力。这种类型的鞋最适合正常或高足弓的跑步者，因为正常或高足弓的脚通常不会过度内旋。减震型跑鞋提供最小的足弓支撑，这可以通过鞋的曲楦（一种用来制鞋的模具）看出。减震型跑鞋可由内侧的橡胶来区分：橡胶可压缩，通常是白色的。如果你的足弓正常或者是高足弓，并且内旋正常或者内旋不足，那么你应该选择减震型跑鞋。

稳定型跑鞋

稳定型跑鞋允许足部有一定程度的过度内旋，同时保留了缓冲特性。这种类型的跑鞋适合足弓正常或足弓较低、足部轻微内旋的跑步者。你可以通过跑鞋内侧增加的一些触感较硬的材料来分辨稳定型跑鞋。如果你的足弓正常或足弓较低，足部正常内旋或者轻微内旋，那么你应该选择稳定型跑鞋。许多超重的跑步者选择稳定型跑鞋是为了获得额外的支撑；但是，如果你的足部过度内旋，即便你不超重，你也必须选用稳定型跑鞋来获得这额外的支撑。

运动控制型跑鞋

运动控制型跑鞋能够精确地完成如其名字所述的功能——能够控制双脚的运动。这种类型的跑鞋最适合扁平足和足部严重内旋的跑步者。运动控制型跑鞋的鞋楦比减震型跑鞋和稳定型跑鞋的鞋楦更直，内侧的材料触感更硬，颜色通常比其余部分的橡胶缓冲垫颜色要深。如果你的足弓非常低（扁平足），脚向内旋转得非常厉害，看起来像是要从悬崖上摔下来，那么你应该选择运动控制型跑鞋。

越野跑鞋

越野跑鞋是专为越野跑设计的鞋。这种类型的跑鞋与公路跑鞋相比，能够提供更多的支撑，鞋底的摩擦力更大，并且鞋的颜色更深，因为跑越野时鞋子会很脏。几乎所有的越野跑鞋都划在稳定型跑鞋的类别中，因为路径高低起伏的越野跑需要额外的支撑。不过，你也可以选择减震型跑鞋进行越野跑。

购买跑鞋的小贴士

不要认为越贵的鞋越好。

选择适合自己的鞋，无关乎价格。

鞋的大小、宽度和形状要与脚型相匹配。不要试图把圆钉钉进方孔里。

要确保鞋不会挤压脚趾或对脚造成其他压力。活动一下脚趾，确保脚趾在鞋里能够自由活动。不合脚的鞋会导致脚上出现水泡。

在当天晚些时候或者跑步后买鞋比较合适，因为这时候脚会略微有些肿胀，比平时大一些。

买鞋时左右脚都要试。一般右脚的鞋可能感觉不如左脚的鞋舒服。两只鞋都感觉舒服才行。

试鞋时穿的袜子要和跑步时穿的袜子类型一致。在商店里还原跑步环境，越真实鞋就越合适。

试鞋时在现场跑一跑。在商店里穿着鞋走一走和穿着鞋跑一跑的感觉大不相同，穿着鞋跑一跑往往更能发现问题。

脚趾应该距离鞋的前端一个手指的宽度，因为跑步时脚会略微有些肿胀。脚趾不应该碰到鞋的最前端。

应购买会呼吸的鞋子。出汗不仅会使鞋闻起来有味道，还会使脚发热，让你感觉不舒服并导致脚上出现水泡。

只在跑步时穿跑鞋。无论你对新鞋和跑步的决心感到多么骄傲，跑鞋最好只用于其特定的用途。

多买几双跑鞋换着穿，这样可以延长跑鞋的寿命。买了新跑鞋后，旧跑鞋可以在雨天跑步时穿。

跑几百千米后需要更换跑鞋，因为这时鞋已经被磨损，无法很好地承受冲击力了。

极简跑鞋

世界上许多优秀的跑步者都是在贫穷国家长大的，他们都习惯赤脚跑步。而且，越来越多的人认为鞋本身会对跑步者造成伤害（错误的观点），因为鞋迫使你在落地时脚跟先着地。为此，制鞋公司研制出了“极简”跑鞋。正如它的名字所示，极简跑鞋具有非常小的减震性和稳定性，脚跟和前脚掌之间的高度落差很低甚至为零，以模拟赤脚跑步的状态。

一些人认为，极简跑鞋可以通过改变双脚接触地面的方式和缩短与地面的接触时间来降低受伤的风险。减震型跑鞋在脚跟处有很多衬垫，这会使脚跟先着地。如果你赤脚跑步或者穿着极简跑鞋跑步，那么你的脚落地时更倾向于前脚掌先着地而不是脚跟先着地，因此可以缩短脚与地面的接触时间。赤脚跑步的支持者认为这是一种更“自然”的跑步方式，因为这是我们远古祖先的跑步方式。虽然极简跑鞋和赤脚跑步确实改变了跑步的方式，但它们能否真的减少跑步损伤还是令人怀疑的。目前，还没有研究支持极简跑鞋能够降低与跑步相关的损伤的风险。

其实，脚着地时与臀部的位置关系比脚的哪部分先着地更重要。

除非你是经验非常丰富的跑步者，否则穿着极简跑鞋跑步或者赤脚跑步都不是一个好主意。超重的跑步者更要坚持穿能够带来额外支撑的跑鞋。体重已减轻并已习惯跑步的人，或者是中级或高级的跑步者，如果想尝试极简跑鞋，我建议先穿着它四处走走，然后再跑步。但每周也只能跑几次，每次只能跑几分钟，通过这样的方式来增强脚部的力量，使身体逐渐适应。总之，极简跑鞋的使用必须非常谨慎。

附录 B：跑步装备

在跑步方面，我一直都是个极简主义者。我需要的只是一双跑鞋、开阔的道路和自己的想象力。也许这是因为我是在众多跑步装备和速干面料出现之前就成了跑步者的缘故吧。以前跑步非常简单——只需打开门，开始跑就行。但是现在，从 GPS 手表到 iPod，仿佛没有装备，人们就没有跑步的动力。

事实上，任何花哨的装备对你开始跑步都是没有什么帮助的；但是如果你感兴趣，我也可以列出一长串装备供你选择。

- **跑步手表**。跑步者最基本的高科技装备就是带秒表的跑步手表，它可以让你知道自己跑了多久，并为你的间歇训练提供精确的时间。建议选择橡胶或尼龙表带的防汗手表。
- **心率监测器**。测试心率是判断跑步强度是否合适的一个很好的方法。心率监测器有很多种，有些只显示整个跑步过程中的平均心率；有些显示高、低和平均心率；还有一些可以设定目标心率范围，当低于或高于这个范围时会发出提示音。最后一种对初跑者特别适用，因为他们的跑步速度需要额外的监测性指导。
- **GPS 手表**。如果跑步手表和心率监测器对你来说不够用，那么还有 GPS 手表，它不仅具有上述所有功能，还可以告诉你每千米的瞬时速度和平均速度以及所跑的距离。某些型号的 GPS 手表还可以连接计算机。将训练数据上传到计算机中，能够生成所有数据的图表。

◆ **手机中的应用程序**。有许多跑步应用程序可供下载，它们可以使你在跑步时动力十足。“运动日志”（RunKeeper）可以跟踪你的跑步进度并绘制出图表；“健身教练”（Couch-to-5K）可以预设 30 分钟训练，帮助你在 9 周内跑完 5 千米；“减肥宝”（MyFitnessPal）可以跟踪记录热量消耗；“跑步追踪器”（MapMyRun）可以存储你的所有跑步路线，如果你不知道去哪里跑步，它还会为你制订一条路线。

◆ **iPod 或 MP3 播放器**。如果你无法忍受独自跑步的孤独，或者无法忍受跑步伙伴喋喋不休地谈论他的孩子在学校的成绩，那么你可以带着 iPod 或 MP3 播放器独自去跑步，听你想听的音乐、播客、喜爱的电影、广播节目或者电子书。当你通过耳机收听麦当娜的歌曲时，小心不要被车撞到。

◆ **速干 T 恤**。你可以扔掉 20 世纪 80 年代的纯棉 T 恤，改穿速干 T 恤了。由快速排汗专利布料 Dri-FIT 制成的速干 T 恤，可以吸走皮肤上的水分，使你在跑步时保持干爽。

◆ **运动内衣**。跑步给女性带来了全新挑战，女性跑步者必须选购具有胸部支撑和固定功能的运动内衣，让自己跑动起来也能感觉舒适。你可以选择氨纶这种具有弹性的面料，以及 Coolmax 和 Supplex 这样的透气面料，它们也可以吸走水分，保持身体干爽。如果你胸部比较小或中等大小，可以选择压缩式运动内衣，这种内衣会将乳房压向身体，在跑步时限制其晃动。如果你胸部比较丰满，那就选择罩杯式运动内衣，这种运动内衣会将整个胸部紧紧包住，通过左右分开的罩杯来限制乳房在跑步时晃动。有宽肩带和宽底带的内衣不勒皮肤，可以为胸部提供最好的支撑。跨栏背心式或 T 型支撑运动内衣能够为胸部提供最大的活动空间。不要选购内侧有拼接线的内衣，防止擦伤。

关于作者

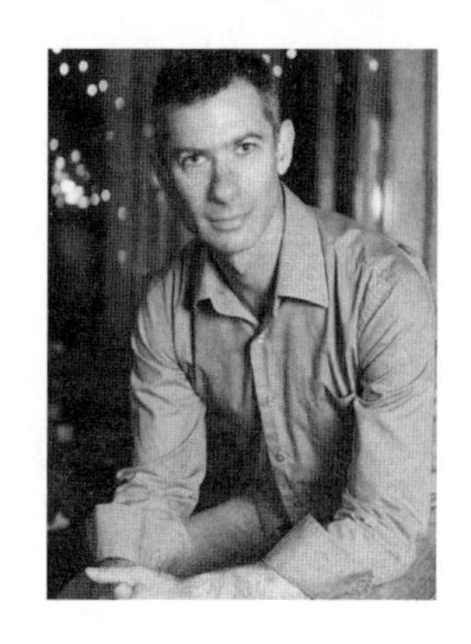

贾森·卡普博士是美国知名跑步专家之一。他同时也是一位企业家，是“跑步经济性、最大摄氧量和乳酸阈值”（Revo2lution Running ™）运动鉴定的创始人。他旗下的 Run-Fit 和 LLC 是创新型跑步和健身服务的首要供应商。他曾发表过多篇文章，是 2011 年度 IDEA 最佳教练奖（健身行业最高奖“IDEA 健身大奖”的奖项之一）的获得者，并在 2014 年获得美国总统健身、体育与营养委员会颁发的“社区领袖奖”。

卡普博士曾发表过数十次国际演讲，是世界顶级健身会议和教练诊所的特邀演讲嘉宾，包括亚洲健身大会、印度尼西亚健身与健康博览会、FILEX 健身大会（澳大利亚）、美国田径赛和越野教练协会大会、美国运动医学学会会议、IDEA 世界健身大会、美国体能协会会议以及加拿大国际健身与健美设施博览会等。他曾担任美国田径最高级别教练认证和美国奥运训练中心训练营的讲师。

卡普博士著述丰厚，在许多国际水平的教练、跑步和健身杂志上发表了 200 多篇文章，包括《田径教练》（*Track Coach*）、《田径与越野跑技术》（*Techniques for Track & Field and Cross Country*）、《田径新研究》（*New Studies in Athletics*）、《跑者世界》《跑步时代》（*Running Times*）、《女子跑步》《马拉松与超级马拉松》（*Marathon & Beyond*）、《IDEA 健身杂

志》(*IDEA Fitness Journal*)、《有氧健身》(*Oxygen*)、《悦己》(*SELF*)、《形体》(*Shape*)和 Active.com 网站等。他也是另外 7 本书的作者:《心灵跑者》(*The Inner Runner*)、《14 分钟健身,快速激活新陈代谢》(*14-Minute Metabolic Workouts*)、《马拉松训练实用指南》(*Running a Marathon For Dummies*)、《女性跑步指南》(*Running for Women*)、《跑步者的 101 条取胜策略》(*101 Winning Racing Strategies for Runners*)、《越野跑步者的 101 条改进与练习方案》(*101 Developmental Concepts & Workouts for Cross Country Runners*)和《怎样读博士》(*How to Survive Your PhD*),并且是《田径大全》(*Track & Field Omnibook*)第六版的编辑。

24 岁时,卡普博士成为国内最年轻的大学首席教练之一。他带领格鲁吉亚法院大学女子越野队获得了地区冠军,并赢得了美国"全国大学校际体育协会东北地区年度教练"的荣誉。他还教过中学田径和越野。从优秀运动员到心脏康复患者,他都指导过。作为一名私人教练,他帮助许多跑步者挖掘出了自身的潜能,这些人中有的完成了初次比赛,有的获得了奥运会参赛资格。卡普博士从六年级开始就是一名竞赛型跑步者,他是由美国田径协会认证的国家级跑步教练,并得到能量棒(PowerBar)和布鲁克斯(Brooks)公司的资助。此外,他还是 2013 年以色列世界马卡比运动会美国大师赛半程马拉松银牌得主。

卡普博士于 2007 年获得印第安纳大学运动生理学博士学位,并辅修生理学。他于 1997 年获得卡尔加里大学人体运动学硕士学位,于 1995 年获得宾夕法尼亚州立大学体育与运动科学学士学位,并辅修英语。他的研究成果发表在许多科技期刊上,包括《体育运动和锻炼中的医学与科学》(*Medicine & Science in Sports & Exercise*)、《国际运动营养学与新陈代谢杂志》(*International Journal of Sport Nutrition and Exercise Metabolism*)、《国际运动生理学与运动表现杂志》(*International Journal of Sports Physiology and Performance*)等。